科学のとびら 45

感染症とどう闘うか

清水文七 著

東京化学同人

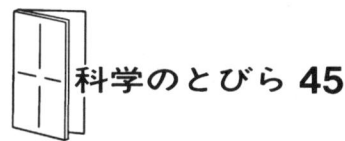

目次

はじめに

私の研究生活は細菌学教室で日本脳炎ウイルスをマウスに注射することから始まった。四十五年ほど前のことである。

その当時のわが国は太平洋戦争の疲弊から脱出し、社会生活の安定化とともに発疹チフス、痘瘡、コレラなどの伝染病の異常な流行は影をひそめていた。しかし、なお赤痢、ジフテリア、日本脳炎、猩紅熱などは猛威を振るっていた。さらにポリオ、麻疹、流行性肝炎などの蔓延の兆しが懸念されるような時代であった。

過去を振返って考えるとき、人生のほとんどを病原細菌やウイルスと共にしてきた私にとっては、社会の移り変わりと感染症の変遷というようなテーマに強く惹かれる。私が体験したことはわずかであるが、長い間に見聞したことがらは史的事実となって甦ってくる。感染症の成り立ちとその対応について将来に向かって私なりのメッセージを伝えようと思った。

戦後間もないわが国に多くの感染症が蔓延したのは、言うまでもなく貧困に起因する医療全体のレベル低下によったわけであるが、蔓延が急速に終息に向かったのは、衛生教育の普及と、その実践が大きく貢献したとみることができる。衛生学は感染症の原因となる病原体の流行様式や広がり方の分析によって感染予防対策を立てると同時に、感染源の消毒と除去、手洗いの励行などを教えた。衛生学のこの分野は疫学または公衆衛生学として発展して、一般に受入れられるようになった。

ところが、一九五〇年代の抗生物質の登場は細菌感染症に大きな改革をもたらした。抗生物質は赤痢などの細菌感染症の制圧に驚異的な威力を発揮した。そのため、抗生物質を過信しすぎ、もはや感染症の時代は終わったかの感さえもたれ、行政や医療関係者をはじめ社会全体が感染症に対処すべき疫学を疎かにしはじめた。それと同時に抗生剤の乱用によって耐性菌が出現して、院内感染などの新たな問題に対峙しなければならなくなった。

また、二十世紀のハイライトとしてワクチンの開発をあげることができる。結核、百日咳、ジフテリア、破傷風などの細菌性疾患ばかりではなく、ポリオ、麻疹、風疹、B型肝炎、インフルエンザなどのウイルス性疾患の制圧にも極めて大きな役割を演じてきた。ワクチンは痘瘡を地球上から根絶することに成功し、さらにポリオを世界中からなくそうとしている。ワクチンは疫学の申し子として多くの領域で期待されているけれども、開発には莫大な資金と時間がかかるため新製品の登場が困難である。大腸菌O157、C型肝炎ウイルス、マラリア、HIV（ヒト免疫不全ウイルス）などによる疾患にワクチンが切望されながら実用化のめどがついていないのが現状である。

一九八〇年代初めにエイズが突如大都会に出現した。この性感染症は航空機によって瞬く間に世界中に広がった。その蔓延のスピードは、コロンブスのアメリカ大陸発見によってヨーロッパに梅毒が流行した大航海時代、港から港へと世界中に広がっていったのとは比較にならないスピードで、感染症が航空機時代に入ったことを示した。やがて、エイズは貧困と結びつくようになりアフリカ諸国に蔓延したばかりでなく、貧しいアジアの国々に移動して猛威を振うようになった。貧困は施療を妨げ、疫学すなわち予防医学の道をふさいでいる。

二十世紀後半には世界の人口が急増し、熱帯雨林の伐採や開発、観光が進み、そこに住む野生動物との接触によってマールブルグ、ラッサ、エボラといった出血熱ウイルスが人間社会に出現した。自然生態系は動植物だけで成り立っているのではなく目に見えない微生物が参加していることを忘れることはできない。新興（エマージング）感染症として、二〇〇三年のＳＡＲＳ（重症急性呼吸器症候群）の出現もこの文脈でとらえることが可能となろう。これらはみな人獣共通感染症ともよばれる動物由来の感染症である。

さらに過去の疾患のように思っていた結核やデング熱、西ナイル熱が再興（レエマージング）感染症として繰返し人類を脅かしている。こうして、新興または再興感染症は時代と共に、すなわち人を取り巻く自然の生態系や産業、経済、交通、人口増加などと共に変遷することに人々が気付くようになり、また、人が病原体の最大の媒体であることに気付いたのはつい最近のことである。

病原体には国境はなく、ＳＡＲＳの出現によって感染症に関して世界は一つであるとの認識が現実のものとなった。感染症に対して安全な国はもとより、安全な地域は世界中どこにもないのである。そのため疫学は守備範囲を地球規模にまで拡大してネットワークを通して監視を強化する必要が生じてきている。

本書は感染症との闘いを軸足に置いて、その原因となる細菌とウイルスの自然生態について述べ、かつ、これらの病原体にヒトの免疫系がどのように対応するかについて物語り風に解説を試みようとする。本書を通して、感染症への対応として、月並みな表現であるが、疫学の基本を遵守すべきことを強調したい。

第1章　変遷する感染症

スペインかぜとインフルエンザ

時代を超えて人類を悩ませつづけてきたのは**インフルエンザ**である。なかでも、一九一八年から一九年にかけて世界中でインフルエンザが猛威をふるい、五億人以上の人が感染し、少なくとも二千五百万人以上が死亡した。死者の数は当時の世界人口の一％に当たる。わが国では二千三百万人がかかり、死者は三十九万人に達した。当時のわが国の人口五千六百万人からすると四〇％以上の罹患率となる。

このときのインフルエンザの世界的大流行はどこから始まったかはっきりしていないが、「スペインかぜ」とよばれている。流行のあった一九一八〜一九年はヨーロッパでは第一次世界大戦の最中で軍人も民間人も分け隔てなく感染して多くの犠牲者がでた。戦時下、戦力低下の実体が敵国に漏れるのを恐れて報道管制をしいていたが、中立的な立場にあったスペインでは、インフルエンザの惨状がそのまま報道されたので、スペインかぜとよばれるようになったとされている。

なぜ今、八十年以上も前の出来事を掘り返してみようとするのか。それには深いわけがある。インフルエンザの大流行は二十世紀中だけでも三回起こったが、スペインかぜほど多くの犠牲者を出したのは過去の記録になく、また忽然と姿を消してしまったからである。

スペインかぜ流行時にはまだウイルスを分離する技術が確立していなかったのでインフルエンザウイルスは分離されず、一九三三年に初めて分離されるようになったので、スペインかぜウイルスは世界中のどこの研究室にも保存されていない。遺伝子工学時代を迎えて何とかしてスペインかぜのウイルスを手に入れたいと考えて、チャンスを狙っていた科学者チームが米国とカナダに現れた。いずれのチームも、当時の犠牲者の肺組織からインフルエンザウイルスの遺伝子をＰＣＲとよばれるＤＮＡ増幅法（一一八ページ）によって検出することであった。得られた遺伝子のコピーをつなぎ合わせてスペインかぜウイルスの遺伝子を復元しようとするものである。

米国陸軍医学研究所病理研究部門のジェフリー＝トーベンバーガーの率いるチームは一九九五年、犠牲者の肺のサンプル探しに取り掛かった。先に北極圏近くのスピッツベルゲン島の永久凍土中から遺体を発掘してウイルスの遺伝子をとろうとしていたカナダのチームは、遺体の保存状態が悪くて、生のウイルスどころか遺伝子さえも満足に得られず失敗に終わっている。それに発掘隊の人々は完全な防備のもとに行うとはいえ、発掘中に生のウイルスが環境中に漏れ出すようなことがあったら大変と、非難の声もあがっていた。それに発掘前に地元の許可を得ているといえども、倫理的な問題がないわけではなかった。

トーベンバーガーらは遺体の発掘によらず、一九一八年当時の病理標本から遺伝子を分離する計画を立て、病理解剖記録の検索から始めた。特に陸軍医学研究所には百年以上にわたって膨大な病理標本が病理解剖記録と共に整理保存されていた。この宝の山の中から今日のＰＣＲ技術を用いてウイルスの遺伝子を探し出せれば、墓を掘り返すことによる倫理的、人道的な問題は起こらないと考えた。むしろ適切な標本を複数選び出すことが大切な仕事となった。インフルエンザウイルスは変わり身の速い（変異しやすい）ウイルスであるから、流行の初期のものと末期のものでは当然遺伝子上に違いが起こっているはずである。きわめて初期の凶暴なウイルス遺伝子に目星をつけることだった。

　流行初期の一九一八年九月二十六日に亡くなった米国の二人の軍人の肺。一人は発症して三日目に、もう一人は六日目に死亡したことが記載されていた。第三の肺の材料はアラスカの永久凍土に埋葬されていたイヌイットの女性のものであった。スペインかぜはイヌイットの部落をも襲い、瞬く間に成人の八五%を犠

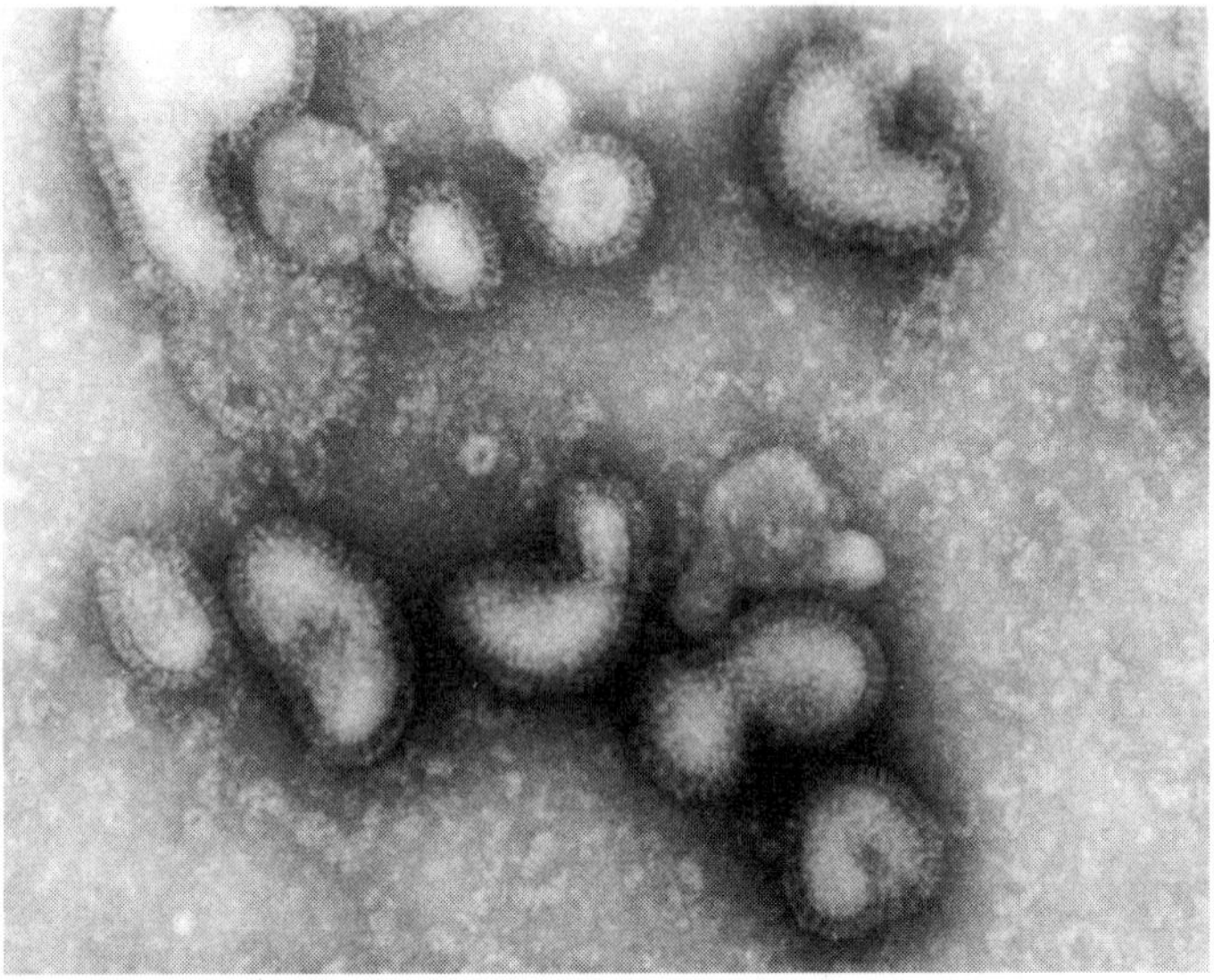

図1・1　インフルエンザウイルスの電子顕微鏡写真　A型/H3N2ウイルスで1968年来，毎冬流行している．ウイルス粒子は多形性を示し，表面はHAとNAスパイクに覆われているが，写真上で両スパイクを区別することはできない．120,000倍．千葉県衛生研究所ウイルス研究科　篠崎邦子室長のご好意による．

性にした。これらの症例は劇症で、生体の感染防御系の免疫細胞が出動する前に勝負は決まってしまったのだろう。

スペインかぜの遺伝子を復元

トーベンバーガーらは肺から抽出したウイルスRNAから、**HA（赤血球凝集素）タンパク質**をコードする**HA遺伝子**と、**NA（ノイラミニダーゼ）タンパク質**をコードする**NA遺伝子**の復元に成功する。HAタンパク質はウイルスの表面にあり突起状をなしていて感染の際に宿主の細胞の受容体（レセプター）に吸着するのに働く。NAタンパク質もウイルス表面にある突起状のタンパク質で、ウイルス粒子が感染細胞から出て周りの細胞に広がるのを介助する。一方、免疫系はウイルス表面のこれらのタンパク質に見合う抗体を産生してウイルスの感染力を失わせるので、変異によって既知の抗体から逃れるような変異ウイルス（新型ウイルス）が出現してくる。そのためスペインかぜウイルスのようにA型インフルエンザウイルスはHAとNAタンパク質のそれぞれの違いによって数多くのウイルスが存在する。このような重要なHA、NA遺伝子に着目したのは当然のことである（図1・1）。

HA遺伝子について見ると三例とも非常によく似ていて、たったの二塩基に違いがあっただけである。この遺伝情報を基にしてHAタンパク質を見てみると、サウスカロライナの軍人とアラスカの女性のものは哺乳動物の細胞にだけ吸着できるタイプであった。ニューヨークの軍人からのものは重要なアミノ酸に変異があり、鳥類と哺乳類の両方の細胞に吸着が可能であった。トーベンバーガーらはニューヨークの例からとれたのがスペインかぜウイルスのおおもとではないかと考えている。このおおもとのウイルスはどこからやって来て、ヒトを襲うようになったのか?

インフルエンザウイルスは八本のRNAを遺伝子としてもっていて、二種類の異なるウイルスが一つの細胞に同時に感染すると、細胞内で増殖するときに二種のウイルスの遺伝子の間で遺伝子交換が起こって、合いの子の新ウイルスが誕生することがわかっている。この新ウイルスがヒトに感染すると、新ウイルスにまったく免疫をもたないヒト社会に大流行を起こすことになる。過去の大流行の原因ウイルスを調べてみるとこのような事実がはっきりしている。

インフルエンザウイルスは動物界に広く分布していて、ヒトをはじめ、ブタ、アザラシ、トリなどそれぞれの動物種に固有なウイルスとして存在する。特に水辺のトリの腸管には多種類のインフルエンザウイルスが増殖(共生)していて、排泄物と一緒に排泄される。しかし、これらのウイルスはヒトの細胞に吸着することができないのでヒトに直接感染することはないと考えられている。ブタもインフルエンザウイルスにかかりやすい動物で、トリやヒトのウイルスにも感染し、ヒトもブタのウイルスには感染する。したがって、トリ、ブタ、ヒトの密集する中国南部地帯から新型ウイルスが生まれる可能性があるとして、WHO(世界保健機関)が目を光らせている地域である。アジアかぜ(一九五七年)や香港かぜ(一九六八年)の大流行はこの地域から始まっている。

一九一八年のウイルスのHA、NA遺伝子を調べていくと、HA遺伝子の一部分はトリのものに似ていることがわかった。一九一八年の直前にトリのインフルエンザウイルスが宿主を飛越えて哺乳動物であるヒトやブタに侵入したと推定されていた。そこで、トーベンバーガーらはワシントン自然博物館の協力で、一九一七年のトリの標本からウイルスのHA遺伝子を調べたところ、一九一八年のウイルスのHAがトリのものであるという証拠は得られなかったという。一九一八年のウイルスはやがて消えてしまった。消える前にこのウイルスはブタまたはヒトのウイルスとの間で合いの子ウイルスができ、それぞれの宿主ウイルスとして生き延びていくことになったと推測されている。

トリインフルエンザのヒトへの感染

一九九七年五月、トリ由来の遺伝子をもつウイルスが忽然と香港に出現した。三歳の男の子がかぜ症状に続いて呼吸困難に陥り死亡する。その子の検体からトリ型インフルエンザウイルス（H5N1）が分離されたが、スペインかぜウイルス（H1N1）とは明らかに違っていた。そのうちに家禽（ニワトリ、アヒルなど）から感染が広がって十八人が発病して六人が犠牲になった。前述したように、いままでにトリ型ウイルスが直接ヒトに感染した例はなかったので研究者たちは強いショックを受けた。この感染を重く見た衛生局は香港中のニワトリなど約百三十万羽すべてを焼却処分した。感染の拡大を防ぎ、ヒト社会に侵入するのを阻止するためで、もしこのウイルスが変異を起こしヒトの間で感染しやすいウイルスになると、スペインかぜの再来になりかねない。三人に一人が死ぬことになる。世界中のインフルエンザ関係者は凍りついた。急ぎH5N1ウイルスのワクチンを作ろうとして受精卵にこのウイルスを接種すると、病原力が強すぎてウイルスが十分増える前にニワトリ胚が死んでしまってワクチンにするほどの量が集まらない。

二〇〇一年五月にもこのウイルスが香港のニワトリに見つかり百万羽以上が処分されて、事なきを得ていたところ、二〇〇二年にもトリからこのウイルスが見つかっている。世界中のインフルエンザ関係者は、このウイルスの動向に目を光らせている。

インフルエンザの流行ほど予測のつけにくいものはない。インフルエンザという言葉は一三五七年、イタリアのフローレンス地方にインフルエンザが流行した際、influentia coeli（天体の影響）とよばれたが、十六世紀になりinfluenzaとよばれるようになったと伝えられている。二十一世紀の今日、まだ天任せというわけにはいくまい。

ヒトでは二十世紀中にスペインかぜ（H1N1）、アジアかぜ（H2N2）、香港かぜ（H3N2）が大流行を起こしたが、自然界にはまだたくさんの種類のインフルエンザウイルスがあって、そのすべては水辺のトリのカモやアヒル（H1からH15、N1からN9）がもっている（表1・1）。トリのもつインフルエンザウイルスはトリと共生関係にあるため、カモなど水辺のトリはインフルエンザにはかからないが、ニワトリやアヒルなどの家禽に対しては前に述べたH5N1ウイルスのように病原力を示すものもある。

このウイルスは直接ヒトに感染を起こしてヒトの間で流行が広まるようなことはないが、トリか

表1・1　インフルエンザの流行小史

西暦（元号）	事　　項
1889～90（明治22～23）	旧アジアかぜ．この流行からインフルエンザ菌を分離と報告（実は菌ではなくH2N2ウイルスによる）
1918～19（大正7～8）	スペインかぜ．5億人がかかり，当時の世界人口の約1％の2500万人以上が死亡（ウイルスはH1N1）わが国では2300万人が感染，うち約39万人が死亡
1933	初めてインフルエンザウイルスA型を分離（B型は40年，C型は49年に分離）
1943	米国で発育鶏卵を使ってA型，B型ワクチンを作成
1946（昭和21）	イタリアかぜ（H1N1）欧州で流行
1948	WHOはロンドンにインフルエンザセンターを設立，のちに各国に支部を置いて流行と分離ウイルスの情報交換を行う
1951（昭和26）	わが国でワクチン試作，62年より大量生産，72年よりコンポーネントワクチンを生産
1957～58（昭和32～33）	アジアかぜ（H2N2）の大流行．わが国では98万人が感染，7千人以上が死亡
1968（昭和43）	香港かぜ（H3N2）の流行．わが国では14万人が感染，2千人が死亡
1977（昭和52）	ソ連かぜ（H1N1）の流行
1997（平成9）	香港で家禽の間にトリ型のH5N1が流行，感染者に高い致死率を示したがヒトの間に流行なし
1999（平成11）	香港で家禽の間にH5N1流行
2003～4（平成15～16）	日本を含むアジア各国の家禽にトリ型H5N1が大流行．タイ，ベトナムなどで犠牲者が報告されたが，ヒトの間に流行なし
	1977年以降毎冬，H3N2，H1N1，B型ウイルスのいずれかが主力となる流行が持続

インフルエンザウイルスにはA型とB型とが知られていて毎年流行するが，大流行を起こすのはA型である．A型ウイルスはHAとNAの抗原性の違いによってH1N1のように亜型に分けられている．

ら濃厚感染を受けると種を越えて偶発的にヒトにも感染が起こる。また、まれにヒトやブタの体内でヒトインフルエンザウイルスと混合感染して遺伝子が交じり合いヒトに感染しやすいウイルスに変異する可能性が心配される。前述のように、香港では一九九七年の発生以来、ときどきトリH5N1ウイルスは養鶏業に大打撃を与え、同時にヒトも犠牲になっている。さらにH5N1ウイルスは二〇〇三年には、ベトナム、韓国に出現して、二〇〇四年早春には山口県の養鶏場を直撃して、アジア一帯に広まった。

また、二〇〇三年にはオランダの養鶏場にトリのH7N7ウイルス型が発生して大流行を起こし、犠牲者も出たことが報告されている。このウイルスは米国の東部のニワトリにも感染をひき起こしていることが知られている。このようにトリインフルエンザが世界的規模で広がっているのは野鳥による可能性もあるが、むしろ人為的であろうとの見方が強い。

地球上の動植物すべて細菌、ウイルスに至るまでほかの生物に依存しなければ生きられないエコシステムから成り立っている。ヒトはウシ、ブタ、ニワトリの犠牲の上に生活するエコシステムを組立ててきた。経済効率ばかりを考えるあまり、ウシに家畜の肉骨粉を与えて成長を促進しようとしたためにBSE（ウシ海綿状脳症、病原体はプリオンとよばれる異常なタンパク質）が発生している。また、ニワトリの濃密飼育のためにトリインフルエンザウイルスの発生が起こると地球規模の広がりとなる。あまりにエコシステムを歪めると、**エマージングウイルス**（突然、人間社会に出現してきて新たな感染症をひき起こすウイルス）の多発を招き、そのなかにはヒトを標的とするウイルスの出現率も高くなるであろう。

SARS（サーズ）の出現

中国の広東省に、原因不明の非定型肺炎が広まっているという噂が流れたのは二〇〇二年の十一月ごろのことである。この肺炎によるとみられる患者は二〇〇三年の二月から三月にかけて香港、ベトナム、カナダでも見つかった。WHOは、突如現れたこの疾患に対して新型肺炎・**SARS**（**重症急性呼吸器症候群**）とよんで世界中に注意を促し、情報提供を求め、対策を練った。この肺炎はヒトからヒトを介して広がり、二〇〇三年七月はじめに「終息」宣言が出されるまでに、可能性を含めると患者数は八千四百名を超え、死者八百十二人に達し、三十二の国や地域に及んだ。

病原体について最初、トロントの研究グループは犠牲者の肺組織の電子顕微鏡写真からパラミクソウイルスを疑った。このウイルスの仲間には古くからかぜの原因となるパラインフルエンザウイルスのほかに、麻疹やおたふくかぜの原因ウイルスが知られている。さらに近年、オーストラリアやマレーシアでエマージングウイルスとして突如出現して犠牲者を出したヘンドラウイルスや、ニパウイルスがパラミクソウイルスの近縁に当たる。

しかし、二〇〇三年三月には流行の中心地、香港からパラインフルエンザウイルスの代わりに電子顕微鏡で「**コロナウイルス**」を捕らえたと報じられた。このウイルスは、その名前の由来のようにウイルス粒子のまわりにはっきりと王冠のような特徴ある縁飾りをもっている。コロナウイルスの仲間は動物に重い肺炎などの病気を起こすことは知られているが、医学書では古くから感冒様症状をひき起こすウイルスとして軽く扱われてきた。そこで、当然、SARSは新型コロナウイルスの感染によるとの推測が成り立った（図1・2）。

オランダ、ロッテルダムのエラスムス医学センターの研究者グループは香港大学と共同して、コロナウイルスがSARSをひき起こす原因ウイルスであることの決定的な証拠固めにとりかかった。すでに、SARS患者から分離された新コロナウイルスはいつもSARS患者から分離され、臨床的にWHOのSARSの定義に当てはまる九十六人の患者のうち九〇%が検査の結果、新コロナウイルス陽性であることがわかった。また、この病原体はウイルスである証拠として細菌沪過器を素通りする沪過性病原体であることも示された。

しかし、これだけでは因果関係はまだ不十分であり、動物実験が必要である。新コロナウイルスを接種した動物はSARS症状を示し、その動物から接種したのと同じコロナウイルスが分離され、かつ、このウイルスに対する抗体が証明されなくてはならない。このような証明法は十九世紀末に、ドイツのロベルト=コッホが感染症における病原体診断のガイドラインともいうべき「コッホの三条件」として発表したものに基づいている。

そこで、まずSARS犠牲者から得られた病理材料中のウイルスをミドリザル腎組織由来のヴェーロ細胞（一九六二年、安村美博によって樹立された継代培養可能な細胞で、多くのエマージングウィルスの分離に使われてきた）で増やして二頭のカニクイザルに接種した。サルはいずれも呼吸器症状

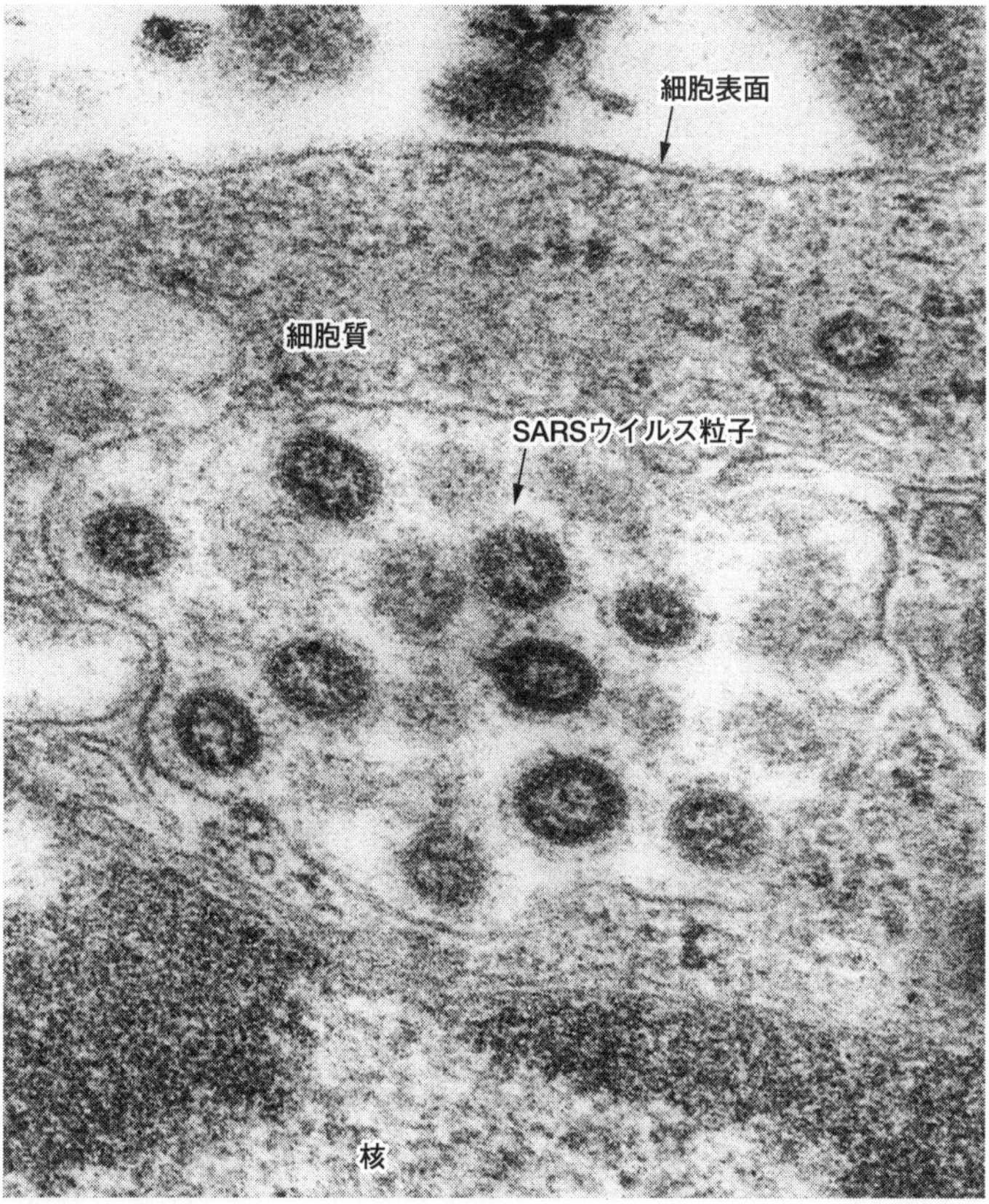

図1・2　SARSウイルスの電子顕微鏡写真　ミドリザル腎細胞（ヴェーロ細胞）の空胞内に集積しているSARSウイルス粒子．ウイルス粒子表面に特有な王冠飾り（コロナ）がみえる．このウイルスは2003年2月，ベトナムで発生した最初の患者より分離された．100,000倍．ハノイ大学医学部微生物学電子顕微鏡研究室 Nguyen Van Man 教授のご好意による．

を示し、鼻と喉から接種したウイルスと同じウイルスを排出していることが証明された。さらに、ウイルスを接種した別のサルでは接種後十六日目に血液中にウイルスに対する抗体が証明された。このような綿密な実験によって、流行初期に疑われていたパラミクソウイルスやクラミジア（細菌の一種）の感染があったとしてそれらを排除できないまでも、ＳＡＲＳは新コロナウイルスによって起こる病気であることが証明された。

ＳＡＲＳは新たに出現したウイルスによる

コロナウイルスは一本鎖のＲＮＡを遺伝子にもつ大型ウイルス（直径一二〇〜一六〇ナノメートル、ほぼ球状）で、遺伝子は約三万ヌクレオチドから成り、遺伝子の容量は動物界のＲＮＡウイルスのなかでは最大級である。このウイルスは一科三グループから成り、第一と第三グループ所属のウイルスはヒトを含む哺乳動物を、第二グループは鳥類を宿主として、自然界に広く分布している。各グループ内には複数のウイルス種が存在するが、それぞれのウイルス種は宿主域、抗原性、遺伝子構成が異なっている。個々のウイルス種は宿主域が狭く、一般に組織培養で培養しにくいが、前述のようにＳＡＲＳコロナウイルスはヴェーロ細胞で増殖する。

一般的にコロナウイルスは獣疫の分野では病原体としてブタ伝染性胃腸炎、ネコ伝染性腹膜炎、マウス肝炎、ニワトリ伝染性気管支炎を起こすものが知られている。ヒトでは軽度の上気道炎と胃腸障害を起こすものが第一および第三グループに所属しているが、医学の分野では鼻かぜウイルスとして日陰に置かれていた。

SARSコロナウイルスRNAの塩基配列が複数の研究室からGenBank（世界中で公表された遺伝子データベースを収録する機関）に登録されるにつれ、既知のコロナウイルスとの比較と共に、複数のSARS感染者から得たウイルスの遺伝子を相互に比較することができるようになった。

遺伝子の配列をみると、5′端から複製酵素、スパイク（ウイルス粒子表面の縁飾り）、粒子外皮膜、内膜、カプシド（RNAを取囲むタンパク質）の各遺伝子が並んでいて、これらのタンパク質をコードしている。動物ウイルス中最大の遺伝子容量をもつだけのことがあり、複雑な複製と翻訳の機構をもつが、複製に関与する重要な複製酵素遺伝子領域の塩基配列を比較してみると、SARSコロナウイルスは既知のウイルスとの類似性が薄く、今までに知られているいずれのグループにも所属しないことが判明した。すなわち新種である。

また、三人のSARS患者から得られたウイルスの全塩基配列を比較した米国CDC（疾病管理予防センター）の報告では、たった二十四塩基配列に違いが見られたのみである（RNAウイルスの複製酵素はDNA複製酵素のような校正能をもたないので、一回の複製で平均千塩基に一塩基の割合で変異が起こる）。このことから、ある種のSARSウイルスが人間社会に出現して、短期間の間にヒトからヒトへと世界中に広がっていったと考えられる。

近縁の二種のRNAウイルスが一個の細胞に混合感染すると、合いの子のウイルスが誕生する現象は自然界で観察されている（インフルエンザウイルスをはじめ、腸内ウイルスやアルファウイルスなど）。しかし、ＳＡＲＳウイルスがヒトの細胞中で合いの子ウイルスとして誕生したと仮定した場合、合いの子の複製酵素は両親ウイルスのいずれかに由来しなければならないが、その酵素の塩基配列をもつウイルスはＳＡＲＳウイルス以外には見つかっていない。

ハクビシン（ジャコウネコ科）で見つかったコロナウイルスとＳＡＲＳウイルスの遺伝子配列が酷似しているからといって、ハクビシンをにわかに感染源と断定することはできない。ハクビシンもＳＡＲＳウイルスの被害にあっているのかもしれない。これらの野生動物についてさらなるウイルス学的な、または疫学的な調査が必要である。

北米大陸に侵入した西ナイルウイルス

一九九九年七月、ニューヨークのブロンクス動物園周辺で多数のカラスの死骸が見つかり、動物園でも何種類かの鳥類に変調がみられ死亡したりしていた。「カラスが空から落ちてくる」のにニューヨーカーは不吉な予感を感じた。

その年の八月、ニューヨーク公衆衛生局に二名の脳炎患者の届出があった。さらに当局が調査すると、六名の集団発生がみつかった。これらの原因を詳しく調べるために八名の血清と髄液をアトランタにあるＣＤＣに送った。ＣＤＣでは古くから北米中南部に流行しているセントルイス脳炎を強く疑い、類縁のウイルスも加えて、患者の血清について抗体の検査をしたところ、セントルイス脳炎ウイルスに対するＩｇＭ（ウイルス感染に対して血液中に最初に少量産生され、感染の経過と共に消失して、代わってIgG抗体が主体となる。こちらは長年月持続される）抗体を検出した。この抗体はウイルス感染に対してきわめて初期に血清中に出現し、数週間で消えてしまうことがわかっているので、CDCでは「ニューヨーク州にセントルイス脳炎発生」と発表。

北米大陸にはセントルイス脳炎のほかに東部ウマ脳炎、西部ウマ脳炎、カリフォルニア脳炎などヒトに脳炎を起こすウイルスの存在が知られているが、ニューヨーク州でセントルイス脳炎が発生したことはこれまで記録になかった。何かの理由でセントルイス脳炎ウイルスを媒介する蚊がニューヨークに侵入してきたものと思われていた。さっそく、患者の発生した北クイーンズ地区と南ブロンクス地区にヘリコプターで殺虫剤の散布が行われた。不安を感じた市民から殺虫剤の散布の申込みが殺到した。夏の終わりまでに五十五人が発病し六人が犠牲になった。

ニューヨーク公衆衛生局は、患者のサンプルをカリフォルニア大学アーヴァイン校のエマージング感染症研究部に送って検査を依頼していた。「セントルイス脳炎ウイルスではなく、西ナイルウイルスかクンジンウイルスに近いウイルスである可能性が大きい」との返事が返ってきた。一方、農務省の研究機関に送られたトリのサンプルから、組織培養を使ってウイルスの分離が行われた。そのウイルスはコロラド州のロッキー山脈の麓にあるCDCのフォートコリンズ支所に送られた。この支所は世界中の脳炎関連ウイルスのコレクションを所蔵しているので、PCR法でニューヨークのウイルスの遺伝子を既知のものと比べてみることができる。

その結果、「セントルイス脳炎ウイルスではなく、西ナイルウイルスにきわめて近いこと、さらに脳炎で死亡した患者脳組織にもこのウイルスが検出されたこと」を明らかにした。CDCは公式に「ニューヨークに西ナイルウイルス出現」と発表した。

どのようにしてアメリカ大陸に侵入したのか

西ナイルウイルスはアフリカ中東部のウガンダの西ナイル州で一九三七年に分離された。このウイルスと、はじめに疑われたセントルイス脳炎ウイルスは（最初にミズリー州セントルイスで分離された）やクンジンウイルス（オーストラリアのクインズランド州で分離）はいずれもフラビ科、フラビ属のウイルスで、日本脳炎ウイルスときわめて近縁である。これらのウイルスの仲間は世界中に七十種以上が分布している。そのほかにも蚊や一部はダニによって脊椎動物に媒介されるウイルスが四百五十種以上知られていて、これらを一括して**アルボ**［節足動物（蚊やダニを含む）媒介性］**ウイルス**と総称している。これらのウイルスは一本鎖のＲＮＡを遺伝子にもつＲＮＡウイルスである。

これらの多くのウイルスは蚊とトリとの間でサイクルしているが、吸血の際にウイルスがヒトやウマに注入されると、脳組織などで増殖して脳脊髄膜炎や脳炎をひき起こしてヒトやウマに被害をあたえる。アルボウイルスはこのように蚊と脊椎動物の両方で増殖できるように適応して宿主域を著しく拡大し、繁栄してきたウイルスである。そのために、これらのウイルスの生活圏は媒介蚊とそれを取巻く動物種との自然生態系に強く依存している。

セントルイス脳炎ウイルスはアカイエカによって媒介され、セントルイス周辺だけではなく、この種の蚊が生息するカナダ、メキシコなどにも分布している（ウイルスの名称は最初に分離された地名を冠することが習慣になっている）。ちょうど日本脳炎ウイルスが日本で初めて分離されたのでそうよばれるが、分布はこのウイルスを媒介するコガタアカイエカやチカイエカの生息する東南アジアのモンスーン地帯に一致しているのと似ているところがある。

西ナイルウイルスはというと、前述のようにウガンダで患者から分離されて以来、イスラエル、フランスやロシア、東欧圏でもこのウイルスによる患者の報告がされていて、世界中にかなり広く分布している。けれども一九九九年までアメリカ大陸でこのウイルスが分離されたことはなかったので、ウイルス診断にも手間取った。さらに、ニューヨークではじめに問題にされたクンジンウイルスはオーストラリアのクインズランドでイエカの一種から分離され、その後マレーシアでも分離されているが、ウイルスの遺伝子を調べると、西ナイルウイルスと非常によく似ている（八一％）ことがわかった。西ナイルウイルスがオーストラリアに入ってクンジンウイルスになったのではないかといわれている。

このように西ナイルウイルスが世界中に広く分布しているのは、このウイルスを媒介する蚊の種類が多いためである。近縁の日本脳炎やセントルイス脳炎のウイルスがたった数種の蚊によって媒介されるのとは異なる。しかし、このごろになってどうしてアメリカ大陸に侵入したのであろうか。感染した人によって、それとも感染蚊が航空機に乗って、それともウイルスをもった渡り鳥が旧大陸から新大陸に直接飛び込んできたのであろうか。いずれの可能性もないわけではないが、野鳥の密輸によってもたらされたのではないかとの考えが有力のようである。

米国に侵入した西ナイルウイルスはニューヨークのまわりばかりでなく、つぎの年（二〇〇〇年）の夏には東海岸沿いに広がってワシントンを含む十一州に浸透していた。六十種以上の鳥類と十種以上の哺乳動物にウイルスが証明された。二〇〇一年の夏にはカナダのオンタリオ州で、野鳥からウイルスが証明された。二〇〇二年には患者約四千人死者二百八十四人、二〇〇三年には患者九千人を超え、死者二百三十一人となった。ウイルスが西海岸のロサンゼルスに飛び火したのはウイルスをもった蚊が飛行機で運ばれたのではないかと考えられている。

また、どうして燎原の火のように急速に広がったのであろうか。カラスに疑いがかけられたが、カラスはむしろ犠牲者で、感染するとすぐに死んでしまうのでウイルスにとっては歓迎されないだろう。こんなに急速に広がるのには、ウイルスにとって都合のいい（共生）関係にある鳥がいるに違いない。感染しても病気にならず蚊に長期間にわたってウイルスを提供するような鳥を好むに違いない。

日本に定着したO157菌

一九九六年五月、出血性の下痢を主症状とする集団食中毒が岡山県邑久（おく）町の小学校を中心に発生して、四百名を超える患者と二名の犠牲者が出た。ついで、六月と七月には日本各地で大小の集団発生が十六件も起こり、そのうち大阪府堺市では八千名を超す患者が発生した。単なる下痢症ではなく、激しい腹痛と水様便で始まり、まもなく真っ赤な血便となる。さらに重症例では**溶血性尿毒症症候群**という急性の腎不全に陥る場合や、激しい痙攣を伴う脳症を併発して命を落とす。このニュースは、その年の夏中日本中を陰鬱な空気で覆い包んだ。

大腸菌は私たちの大腸に住み着いていて、ビタミンやタンパク質を合成したり、消化吸収を助けたり、または免疫機能を高めたりして有益な働きをすることで知られている一方で、実は悪玉の大腸菌がいることはかなり前から知られていたのである。悪玉大腸菌は集団下痢症などの原因になることから、**病原性大腸菌**とよばれ研究者の注目を浴びるようになっていた。

いろいろな症例から分離された大腸菌を純粋培養してウサギに注射すると、大腸菌の表面を構成している脂質多糖体という物質のわずかな違いをウサギの免疫系が認識して、菌に特有な抗体をつくる。こうして作製した抗体のセットをつかって大腸菌と反応させて調べると、今では百七十三種（O1からO173）以上の病原性大腸菌の存在がわかってきた。このうち約三十種が血便の原因となる**腸管出血性大腸菌**とよばれている。

そのなかでもいわくつきの番号をもつのが**O157**で、岡山県邑久町や大阪市堺市の集団下痢症から検出された起因菌である。

この菌は一九八二年、オレゴン州とミシガン州で同じ系列のファミリーレストランのハンバーガーを食べた者のなかから、腸管出血性大腸炎患者が集団発生して、そのときの患者と原因食と推定されたウシのひき肉から世界で初めて分離されたものである。

カナダのオタワにある厚生省の研究部門では、ジャック＝コノワルチュクらのグループが下痢症を起こす大腸菌を集めて研究していて、腸管出血性大腸炎を起こすような菌からは**ヴェーロ毒素**とよばれる毒素が産生されていることを一九七七年に発見した。この毒素の性質は不明のままであったが、ヴェーロ細胞を激しく破壊する大腸菌の新しい毒素としてヴェーロ毒素と命名して記載されたものである。一方、先のハンバーガー事件から分離されたO157の毒素を研究していた米国のアリソン＝オブライエンらは志賀赤痢菌の出す毒素ときわめてよく似ていることを突き止め、志賀毒素様毒素と命名した。そのため、O157菌の毒素は「ヴェーロ毒素」と「志賀毒素様毒素」の二つの名前をもつこととなった。その後、ヴェーロ毒素本体の研究が進むにつれ、その毒力は細菌毒素の中でも極めて強力なことがわかり、腸管からの出血ばかりでなく、重症の溶血性尿毒症症候群をもひき起こすことが証明されている。

こんな強力なヴェーロ毒素を、O157という大腸菌がどうしてもっているのであろうか。ヴェーロ毒素は志賀赤痢菌の志賀毒素とそっくりであるから、由来は同じであろうと推測される。大腸菌にはラムダファージとよばれる**ファージ**（別名、細菌ウイルスまたはバクテリオファージとよばれ、細菌に感染して自己増殖を行う）が住み着いていて、しばしば遺伝子の一部を菌から菌へと運ぶことが知られている。志賀赤痢菌は大腸菌ときわめて近縁の菌であるから、ファージが赤痢菌の毒素遺伝子を大腸菌に運び込んだ可能性が考えられている。

Ｏ１５７は伝染性感染症をひき起こす

わが国で最初に見つかった腸管出血性大腸菌による集団食中毒は、一九八四年に東京都内の小学校で発生しているが、当時はきわめて珍しい食中毒で、そのときの菌はＯ１５７ではなくＯ１４５であったと記録されている。しかし、一九九〇年以降は、毎年流行が起こっているが、おもな菌はＯ１５７である。流行の特徴としては、保育園、幼稚園、小学校や老人健康施設のような集団生活施設で起こる。しかし、施設内感染に留まらず家族への二次感染の多い点も普通の食中毒と異なり、むしろ伝染性の感染症とみるべきである。

また、同一菌による広域発生も特徴で、二〇〇二年には焼肉チェーン店で広域発生例が起こり、患者は二府四県に及んだ。患者と保存牛肉から同一のＯ１５７菌が検出された。食材の流通や集団生活、生焼きの肉を摂るような食事習慣の変遷によって、腸管出血性大腸菌の感染症はわが国にすっかり定着してしまった。一九九六年以来、国内各地で分離されるＯ１５７の遺伝子をみると、そのパターンはばらついていて、ある特定な食材に由来するものではなく、常在菌となって、ヒトやウシの間に感染を繰返していることが推測される（図１・３）。

こんな事情を憂慮して、わが国ではこの感染症を一九九九年四月からは3類感染症に指定して特定職種への就業制限、消毒等の対物措置をとるために、発生動向調査を各都道府県に依頼して行っている。広域発生を迅速に探知するためにも、パルスフィールドゲル電気泳動法という、いわば菌の指紋を調べる方法で起因菌の同一性をテストする。患者とＡチェーン店と他県のＢチェーン店の食材中のＯ１５７の指紋が一致すれば、すぐに疑わしい食材の使用を禁止して感染の広域拡大を防止しなくてはならない。古い時代の防疫といえば地域を限定して境界を管理することであったが、むしろ境界のない、全国的または世界的規模の防疫を考慮しなくてはならなくなった。

　そこで、国立感染症研究所では菌株解析情報と発生情報を組合わせたネットシステムづくりを進め、さらには国際間のネットワークにまで拡大する予定であると聞いている。わが国の食材の六割以上を輸入に頼っている現状では国際情報も必要となる。この菌は広く動物の腸管に生息しているので、食肉、ミルクなどに注意しなければならない。Ｏ１５７に効くワクチンも特効薬もないので、何よりも大切なことは本書の

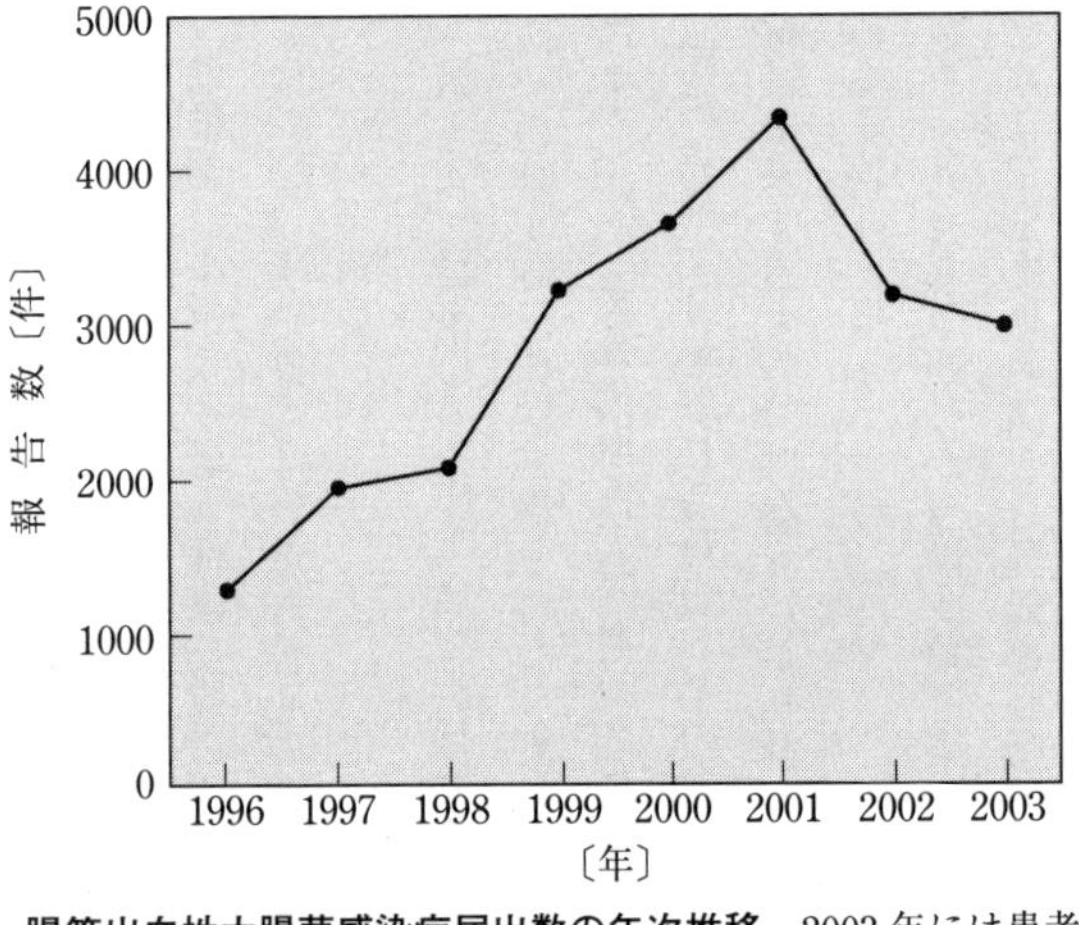

図1・3　腸管出血性大腸菌感染症届出数の年次推移　2003年には患者1616名と無症状病原体保有者（家族や接触者，調理従事者の調査で発見される場合が多い）1370名の計2986例が報告された．病原微生物検出情報 Vol.25, No.6, 1頁, 2004をもとに作成．

随所で強調しているように疫学の基本に基づいて消毒や手洗などを行って予防することである。

病院内感染の恐怖

病原菌を抑えるために、抗生物質を長期間，大量に使用すると非病原性の菌まで抑えられて、体内の細菌の均衡が崩れ、抗生物質の効かない真菌などが異常増殖して重篤な菌交代症や敗血症などをひき起こすことがある。抗生物質は必要なときに必要な分量だけ使うことが細菌とうまく付き合う術であるが、もはやそれだけではすまない事態が見えている。

以前から、よく**ＭＲＳＡによる院内感染**という言葉を耳にする。ＭＲＳＡは「メチシリンが効かない黄色ブドウ球菌」のことである。黄色ブドウ球菌はシャーレに生えたコロニーが黄色をしているので、そうよばれ、ヒトの皮膚や鼻腔などから分離される常在菌である。この菌は菌体外毒素や菌体外酵素を分泌して皮膚に化膿を起こす病原菌として知られている。また、食中毒を起こす菌としても悪名高い。

病院で分離される黄色ブドウ球菌のほとんどは特効薬であるペニシリンが効かないばかりか、ペニシリン耐性の菌に効くように開発されたメチシリンという抗生物質にも耐性になってしまっていて、院内感染菌として大問題になっている。ブドウ球菌はグラム陽性菌で厚い細胞壁をもっているが、菌が増殖するためにはこの細胞壁の合成は必須である。ペニシリンやメチシリンは細胞壁の合成に関与する酵素を阻害して抗菌作用を発揮するのであるが、ＭＲＳＡを調べてみると、これらの抗生物質が酵素に結合しにくいようなタンパク質をつくって対抗していることがわかった。MRSAはこのタンパク質をつくる遺伝子をほかの菌から取入れていることも判明した。MRSAは英国で一九六一年に最初に分離され、その後全世界に広まった。

MRSAが特に病原力が強いということはなく、一般社会で流行する恐れもないが、病院という所は易感染性宿主（免疫不全者、がん患者、高齢者など感染に対して抵抗力の減弱している弱者）が集まっている。しかも抗生物質の治療を受けなくてはならない患者もいるので、MRSAにとっては、病院内は住み着きやすいところである。院内では医療従事者を介して患者から患者へと感染が起こりやすいので、設備の改善や手洗いを励行するなどの感染防止マニュアルを遵守することが何より大切である。

薬剤耐性菌の出現

MRSAと同様に、新聞やテレビで**VRE**という言葉に出会うことがよくある。それは**バンコマイシン耐性腸球菌**のことである。バンコマイシンはMRSAの治療の切り札として使われる抗生物質であるが、これに対して耐性となった腸球菌が問題となっている。

腸球菌はヒトや家畜の腸や生殖器に常在する菌で、その菌がたとえバンコマイシンに耐性であっても病原力はほとんどないので健康な人では日常生活上まったく問題にならない。しかし、易感染性宿主にこの耐性菌が感染すると敗血症や腹膜炎、肺炎などを起こし、バンコマイシンが効かないばかりか、ほかのすべての抗生物質が効かないので、治療に重大な支障をきたすことになる。ＶＲＥが環境中に増えてくると、当然、病院や老人施設内に入り込むチャンスも増えて、易感染性宿主に院内感染をひき起こす危険が高くなる。実際に、入院中にＶＲＥに感染して死亡した症例がわが国でも報告されている。

バンコマイシンはかなり前から欧米では使用されていたのでＶＲＥが広がって、わが国でも分離されるようになった。ヨーロッパではバンコマイシンに化学構造がよく似た薬剤をニワトリやブタの養殖促進剤として飼料に混ぜていたために、家畜の腸管でＶＲＥが選択されてヒトに広がったと考えられている。

抗生物質は人ばかりではなく、畜産や養鶏、魚の養殖などの現場で病気を予防し、成長を促進するために餌に混ぜて使われてきた。このごろの養豚や養鶏は狭いスペースに詰込んで飼育するので、病気が発生すると莫大な被害を被ることになる。そのため病気予防に何種類もの抗生物質が使われ、その量は医療に使われる量をはるかに超える。予防にはできるだけワクチンなどを使って、抗生物質の使い方を制限しない限り、抗生物質の開発と耐性菌の出現とのイタチごっこに悩まされ続けなくてはならない。

ペニシリンの登場後まもなく、ペニシリンを分解する**ペニシリナーゼ**とよばれる酵素をもつ菌の出現によりペニシリンが効かなくなり、それに対応するためにつぎつぎと新抗生物質が開発されてきた。そのなかでセフェム薬とよばれる新しい抗生物質が登場すると、間もなくこの新セフェム薬が効かなくなってしまう。調べてみるとペニシリナーゼ酵素が突然変異して、広い範囲の抗生物質を分解するようになっていることが判明したのだ。この酵素はセフェム系の抗生物質に耐性を獲得した肺炎桿菌で、最初にヨーロッパで見つかり、わが国でも最近見つかっている。

最近、私は機上からジャカルタの飛行場近くに広がる広大な養殖場を眺めていて不思議に思った。隣の乗客に尋ねると、日本に輸出するための海老の養殖場ですよと憮然とした返事が返ってきた。以前に述べたように、わが国の食品の六割以上を外国に依存していること事態が不安であるが、輸入食品にかかわる病原体汚染や、残留農薬や残留抗生物質などが心配になる。しかしながら、日本の企業が収益性や食の安全のためにと、途上国の漁民や農民を管理し（このことに問題があるうえに）、大量の薬剤を使って自然生態系をゆがめてしまえば不測の薬剤耐性菌の出現を招きはしないかと二重の心配が私の頭をよぎった。

日和見感染症の増加

免疫力や抵抗力などが低下している宿主に対して、平素は無害と考えられているような細菌が感染してひき起こす感染症のことを**日和見感染症**とよんでいる。この語感からは穏やかな感染症のイメージがするかもしれないが、多くは重症になりやすく、治療も難渋し、しばしば死に至ることがある、むしろ激しい感染症である。

原因となる微生物は多種多様で、ヒトのまわりに常在するような、健常者にとっては雑菌とされているような菌が病原体となる。たとえば、セラチアとよばれる菌は腸内細菌科に属し、大腸菌に近い菌で、糞便や口腔などから、またしばしば環境中から分離される。その菌がたとえ口から入っても、皮膚についても病気につながることはないが、この菌の仲間には冷蔵庫の中や消毒剤の中でも発育可能なものが知られているので感染の機会は非常に多い。そのため、がんの末期などで免疫力の減弱している者や、栄養失調者、極度に免疫不全状態にある者では菌が組織や血中に侵入するのを阻止することができず、肺炎になったり、菌が血液中で増殖を始めて敗血症をひき起こしたりする。すると、菌の毒素のために血圧の急激な低下をきたしショック状態に陥る。その結果、腎臓や肝臓の機能障害が起こると多臓器不全状態に陥り、死の危険が迫る。

近年、医療の進展と高齢者の増加に伴い易感染性宿主が増えており、それに伴い日和見感染症は医療の現場で大きな問題となっている。

エイズの末期には免疫系の司令塔として活躍するはずのヘルパーＴリンパ球が減少して免疫不全状態が現れ、日和見感染にかかりやすくなる（図１・４）。特に、カリニ肺炎や口腔カンジダ症、サイトメガロウイルスによる肺炎や、非結核性抗酸菌症などはエイズに特徴的な日和見感染症である。非結核性抗酸菌は非定型抗酸菌ともよばれ塵埃や土壌に存在し、結核菌のようにヒトからヒトへと感染する菌ではないが、エイズの末期になるとこんな菌におかされるようになる。エイズ患者はもちろん結核菌の感染も受けやすく、結核増加の一因にもなっている。

エイズ患者に特徴的なカリニ肺炎の原因となるニューモシスチスという原虫は自然界に常在して

いて、この原虫に接する機会は多く、たとえ感染しても健康体であれば肺炎になることはない。エイズ患者では健常者はめったにかからないような病原体におかされ、しかもいろいろな種類の微生物が混合感染するのも特徴的である。

エイズの治療を困難にしているのはＨＩＶがきわめて変異しやすいために薬剤耐性ウイルスができやすいことである。哺乳動物細胞のＤＮＡが複製されるときに起こるエ

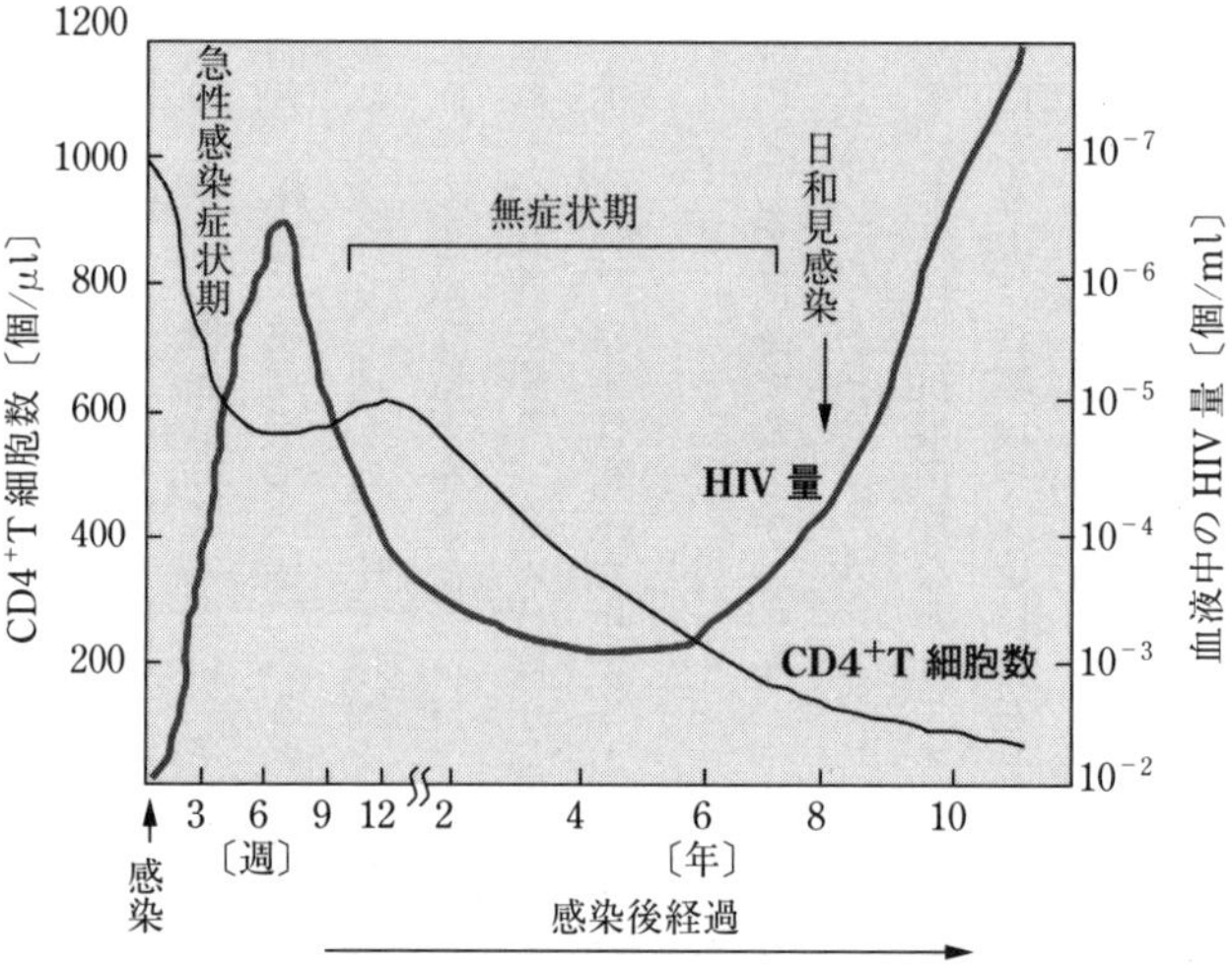

図 1・4　HIV 感染の典型的な経過　HIV 感染はかぜ様症状で始まり，発熱，全身のリンパ節の腫脹，体重減少，倦怠感などがみられるが，数カ月のうちに無症状期に入る．感染初期に全身のリンパ節で増殖を開始したウイルスは，抗体の産生により血液中のウイルス量は一時減少する．しかし，変異ウイルスの出現によってウイルス量は徐々に増加に転じ，それにつれて $CD4^+$ T（ヘルパー T）細胞の減少が顕著となる．血液中の $CD4^+$ T 細胞数が 1 μl 当たり 200 個以下になると免疫不全状態が出現して，日和見感染症が現れエイズ（後天性免疫不全症候群）となる．感染の経過は個体差が著しいのが特徴である．

ラーの頻度は一億分の一から十億分の一程度であるのに、ＨＩＶでは一万分の一から十万分の一と一万倍も高い確率で変異が起こる。しかもこのウイルスは人体内で長期間持続感染をしていて、またよく増えるので一個体内に多様性に富んだウイルス集団ができあがる。

国連の年次報告によると、二〇〇三年中に、世界中で新たにエイズとなった人は約五百万人で、死亡した人は三百万となっている。現在、患者が最も多いのはサハラ砂漠以南のアフリカで、危機的な状態が続いているうえに、南西・東南アジアでの患者の急増が心配されている。まさに貧困に起因する疾病と見ることができる。一方、エイズ患者の増加は経済発展の大きな妨げになるばかりでなく、

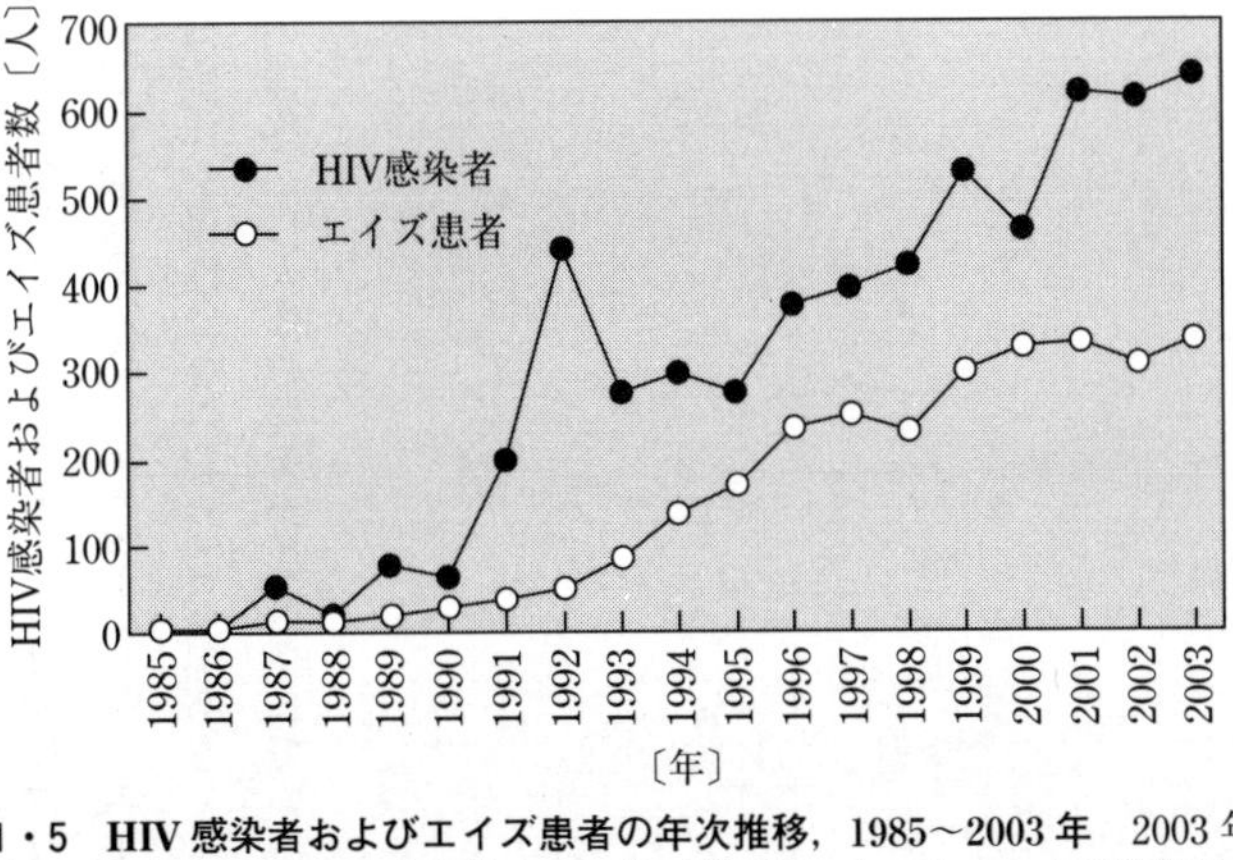

図1・5　HIV 感染者およびエイズ患者の年次推移，1985～2003 年　2003 年に新たに報告された HIV 感染者は 640 名（男 573，女 67），エイズ患者は 336 名（男 291，女 45）で，ともに過去最高となった．日本国籍男性が HIV 全体の 82 %，エイズ全体の 75 %を占めている．この調査には血液凝固因子製剤による HIV1432 例は含まれていない．病原微生物検出情報 Vol.25，No.7，1 頁，2004 より許可を得て転載．

貧困の増悪の大きな要因をなしている。

国際的には日本は低流行国に分類されているが、感染していることを自覚せずにフリーセックスに走る若者のために、エイズ患者は先進国では唯一増加傾向にある（図1・5）。エイズの感染初期はかぜ症状に経過して、検査してもウイルスの抗体が陽性にならないことがある。エイズという疾患に対する無理解と、一方でいたずらに抱く恐怖感から人権の侵害が危惧されている。

第2章　細菌の多様化と繁栄

細菌は動物でも植物でもない

肉眼で見ることのできない微生物の扉を初めて開いたのは、よく知られているように十七世紀、オランダのデルフトの呉服商人、アントニー＝ファン＝レーウェンフックである。彼は家業もそっちのけでレンズづくりに精を出し、分解能（解像力）を高めた顕微鏡を組立てて身のまわりの水溜りなどのアメーバや血液中の赤血球などを観察し記載していた。彼が単なる好事家でなかったのは、克明な観察記録を三百編にのぼる報告書として、当時の最高学府である英国王立協会に送り続けたことからも推測できる。

彼が一六八四年、英国王立協会へ提出した報告書のなかで、ヒトの歯垢（しこう）から得た材料中の微生物をアニマルキュール（微小動物）として記載した。これが細菌についての最初の記載で、彼は、細菌もアメーバのような原生動物も区別なしに微小動物と考えた。鞭（べん）毛をもつ細菌は顕微鏡下で活発に動き回り、それをもたない細菌も生のままで顕微鏡下に観察するとブラウン運動しているので、そう考えたのは無理もないことである。十九世紀になってもなおアニマルキュールという言葉は通用していて、パスツールもしばしば用いているように細菌は動物に属すると考えられていた。一方、細菌が植物界に初めて位置づけられたのは十九世紀半ばのことであるが、なお正統生物学からはアウトサイダーとしての扱いを受け、顕微鏡下の微生物として一くくりにされていた。

一八七五年、フェルディナント＝コーンはサイエンスとしての細菌学の創立に貢献する。コーンはリンネの植物分類の二名法にならって細菌を分類することを提唱した。コーンの指導のもとで炭疽の研究を行っていた若き日のコッホは、その翌年、炭疽菌を分離して二名法に従って *Bacillus anthracis* と命名して発表した。やっと、細菌類も生物の一メンバーとして学名が与えられたが、分類上の位置についてはきわめて流動的であった。

生物の分類に関しては、ロバート＝ホイッタカーによって一九六九年にサイエンス誌に発表された五界説が有名である。その分類はエネルギー獲得様式を基にして、光合成によってエネルギーを得る植物界、植物を摂取する動物界、細胞外のものを可溶化して吸収する菌類界、および原生動物、微細藻類を一緒にしてプロティスタ界、第五番目に原核生物をモネラ界とした。この分類によると微生物は菌類界、プロティスタ界、モネラ界にまたがることになる。さらに、メタン生成細菌や温泉の中で増えている好酸性好熱菌、海底火山の噴火口から採取される超好熱菌や死海に生息する高度好塩菌など、原始の世界に住んでいて現在の細菌の祖先と思い込まれて古細菌とよばれていた菌も、従来から知られていた細菌も一緒になっていた。

一九八〇年代に入り、イリノイ大学のカール＝ウーズは、すべての生物がもつ**リボソーム**に目をつけ、そこから大発見をした。リボソームは細胞質にある細胞内小器官（オルガネラ）の一つである。このものは大小二つの粒子から成り、DNAからの遺伝情報に従ってアミノ酸を拾い上げてタンパク質に仕立てるきわめて重要な細胞内小器官である。いずれの粒子も一〜二種のRNAと多数のタンパク質からできていて、小さい方の粒子の中には一種類の16S（真核細胞では18S）とよばれるRNAが含まれている。リボソームは細菌をはじめ原始の細胞が身に付けたタンパク質合成装置で、少しずつ改良が加えられながら現在の生物に温存されてきたと考えられている。しかし、長い進化の過程で少しずつモデルチェンジが起こったため、生物種間に塩基配列の違いが見られる。このRNAは約千五百塩基から成り、塩基の配列を調べるのに手ごろな大きさで、この違いは生物間の近縁関係をよく反映していて、近縁の生物ほどよく似ている。

古細菌の再発見

この事実を発見したウーズは16S RNAを分子時計とみなして地球上の生物種を調べた。すると、それまで原核（核をもたない）生物として一括されていた細菌のうち、「古細菌」として分類されていた細菌類は、核をもたないことや形が細菌に似ているものの普通の細菌（真正細菌）とはかなりかけ離れていて独立した生物で、むしろ真核（核をもつ）生物に近いことを発見した（図2・1）。古細菌はその生息域が極限環境下なので原始的な細菌と思われて古細菌と名付けられたが、普通の細菌に比べると細胞壁をもっていなかったり、代謝や遺伝など生化学的過程が大きく異なっている。

こうして、ウーズは地球上の生物を**真正細菌**〔普通の細菌（**バクテリア**）〕と**古細菌**（**アーキア**）、それに**真核生物**（**ユーカリア**）の三つのドメイン（超界）に分類することを提案した。アーキアはギリシャ語の *ancient* に由来する。この説がにわかに承認を得たわけではなく、多くの生物学者は動物、植物の二つの大きな流れの存続にこだわりをもっていて、しかも実用的にはホイッタカーの五界説が通用している。

生物の系統樹は、原始生命体である共通祖先（それがどんなものであったかは不明であるが）から約三十五億年前に真正細菌と古細菌が枝分かれして、古細菌の枝から真核細胞生物が生じてきたと考えられている。分子生物学的観点から、真核細胞は真正細菌より古細菌の方により近いからである。

したがって、われわれ人間の細胞は古細菌の出身で、それにミトコンドリアをもつ真正細菌が共生してできあがったと推定されている。

細菌を染め分ける

細菌を染色によって染め分けるのに、古くから**グラム染色法**が用いられている。この染色法はデンマーク生まれのハンス＝クリスチャン＝グラムがベルリンの市民病院で研究中に開発したもので、一八八四年に発表されて今日でもほとんどそのまま利用されている。グラムはガラ

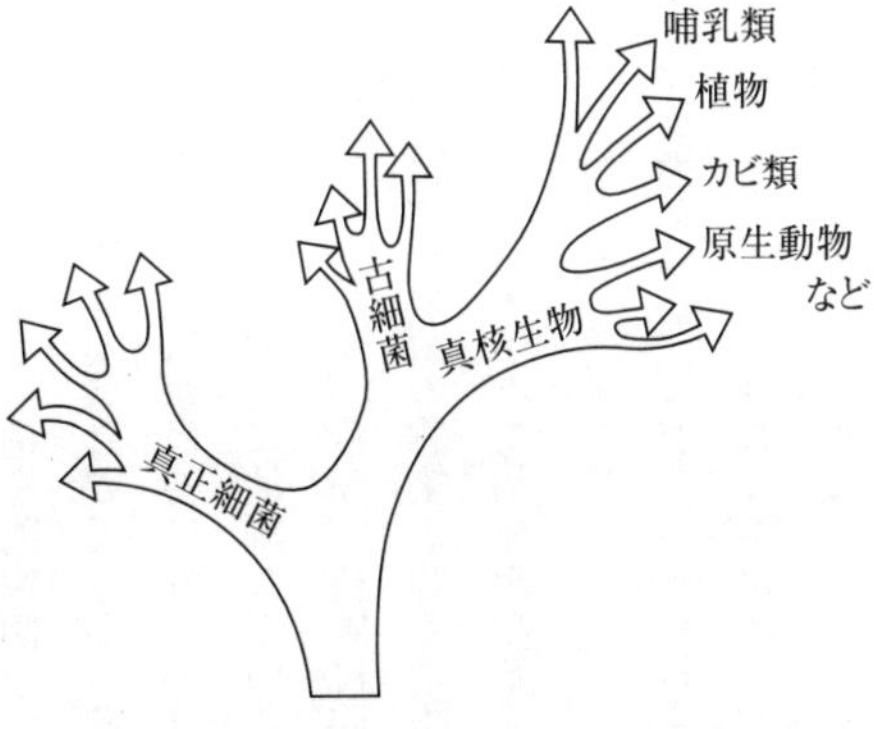

図２・１　真正細菌，古細菌，真核生物の系統樹

ス板に細菌を塗りつけて火炎で固定して塗抹標本をつくり、ゲンチアナバイオレットという青い色素で染色した後、ルゴール液をかけて固定化し、さらにアルコールで脱色する。最後に赤色のフクシン液で再度染色する。この染色（青色）—固定—脱色—染色（赤色）操作によって、青く染まったままの菌を**グラム陽性菌**とし、アルコールで脱色されてフクシンで赤く染まる菌を**陰性菌**とする。グラム染色法によって、ほとんどの細菌をグラム陰性菌と陽性菌に二大別することができる。そのため細菌の鑑別や分類になくてはならない技術であるから、細菌学を学ぶ学生が最初に身につける実習であるばかりではなく、今日では細菌検査室では自動化されていて菌の同定に活躍している。

流行性脳脊髄膜炎は発熱、頭痛、嘔吐などで始まり、劇症型では経過が早く、痙攣、昏睡に陥ることがある。髄液を採取して調べてグラム陰性の球菌が検出されれば髄膜炎菌の感染が強く示唆されるので、迅速診断に役立つばかりではなく、すぐに髄膜炎に効く抗生剤を選んで治療を開始することができる。ほとんどの球菌はグラム陽性菌で陰性菌はまれであるからである。

グラム陽性菌と陰性菌の違いは細菌の細胞膜の外側にある細胞壁の組成の著しい違いによる（図2・2）。グラム陽性のブドウ球菌やレンサ球菌は、**ペプチドグリカン**とよばれる多糖体バックボーンとペプチドが共有結合してできた強固な網の目構造をした厚い細胞壁をもっている。そのため、グラム染色法によってはじめに染めた色素（青色）が網の目構造に強固に結合するため、アルコールによって脱色されない。一方、グラム陰性を示す大腸菌をはじめ腸内細菌などはペプチドグリカン層がきわめて薄く、その外側にリポ多糖体（LPS）から成る厚い外膜をもつ（図2・2）。

そのため陰性菌は、グラム染色法ではじめに使用した色素は脱色されて二度目の色素で赤色に染まるのである。

細菌のなかには水中生活をするものと陸上生活をするものとがある。陸上では乾燥や紫外線から身を守らなくてはならず、頑丈な細胞壁をもつようになったのがグラム陽性菌である。一般に、水中で生活するような細菌（腸内細菌なども）は厚い細胞壁は不要である。また細胞内に寄生して増えるマイコプラズマも細胞壁をもたず、クラミジアやリケッチアのような細胞内でのみ増殖する細菌は不完全な細胞壁から成りこれらはすべて陰性菌である。

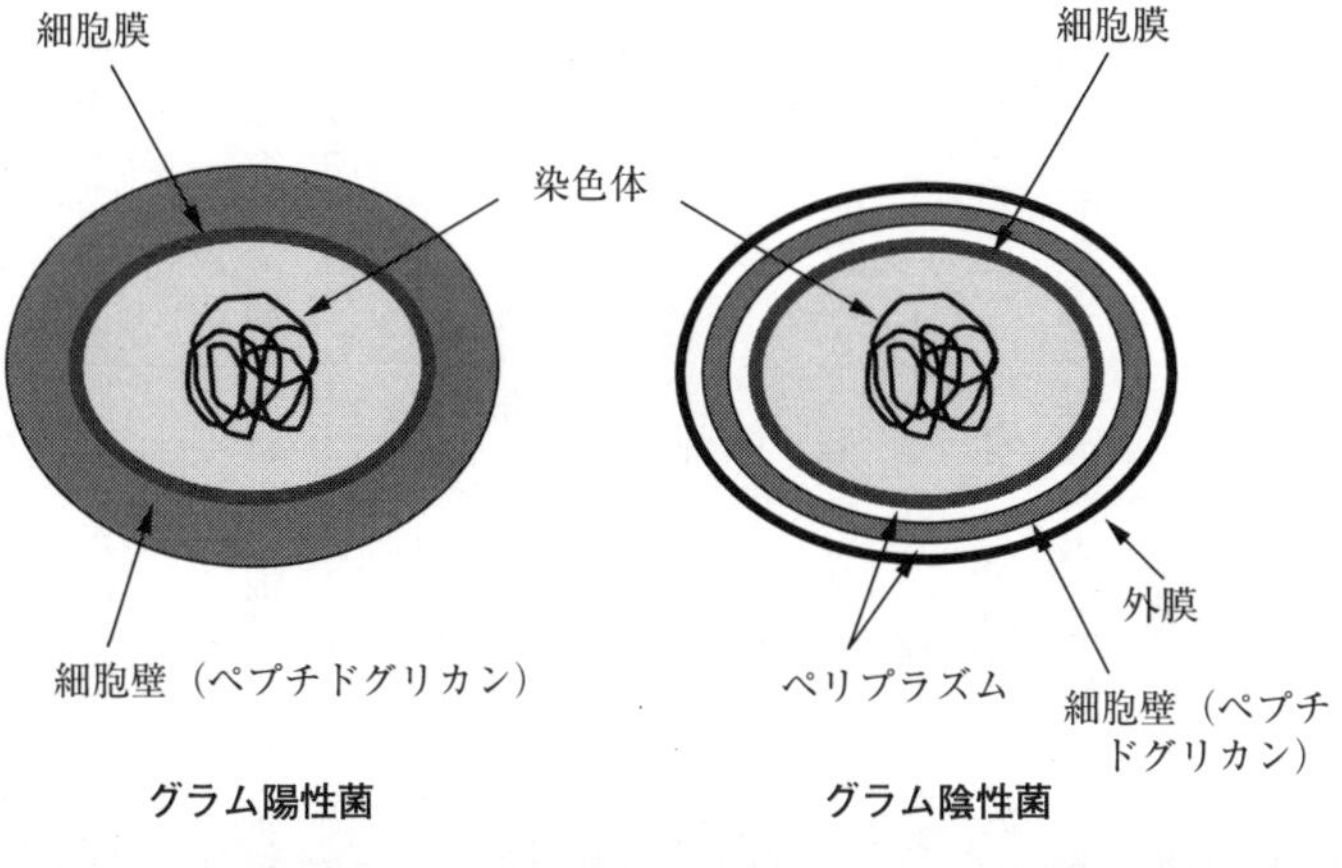

図2・2　グラム陽性菌と陰性菌のおもな相違点　グラム陽性菌は細胞膜の外側を厚い細胞壁に覆われていて，この壁はペプチドグリカンとよばれ，糖分子と短い不均一なペプチドからつくられている．ペプチドグリカンは互いに絡み合って網状をなし，強固で弾力に富む防護壁として細菌細胞を保護している．
一方，グラム陰性菌のペプチドグリカン層は薄く，その内外にはペリプラズム間隙があり各種の酵素や基質に対する結合タンパク質で満たされている．さらに外側にはリポ多糖類分子から成る外膜があり，陰性菌は二重膜構造によって保護されている．

このように簡単な操作で細菌を染め分けることができるグラム染色法は細菌の構造上の違いを反映している。しかしそのほかにも多くの情報を提供する。たとえば、抗生物質の選択にも利用される。

十九世紀末、中国の雲南省に発生した**ペスト**は香港に流行し、海港を経て世界的な流行をひき起こした。ペストが菌によって起こることはほぼわかっていたが、ペスト菌を特定するために香港入りした北里柴三郎らは、同じ目的で香港入りしてきたパスツール研究所のアレキサンドル＝エルサンとほぼ同時に、独立にペスト菌を発見した（一八九四年）。北里はその報告でペスト菌はグラム陽性菌であるとランセット誌に報告した。少し遅れてエルサンはグラム陰性桿菌であると報告する。北里はペスト菌の正体を見ていたが、混入していたグラム陽性菌に気を取られ、彼の発表した論文の記載にやや曖昧なところがあったためエルサンのほうに軍配が上がり、ペスト菌の学名はエルシニア・ペスティス（エルサンのペスト菌の意）となった。残念なことをした。

この二人はかつてからのライバル同士であった。エルサンはパスツール研究所でエミール＝ルーと共にジフテリア菌の毒素を発見した（一八八八年）。一方、北里は留学先のベルリンでコッホのもとでエミール＝フォン＝ベーリングと共にジフテリアの血清療法に成功（一八九〇年）した。のち（一八九九年）に学会の講演で「我あやまりて、・・・」とペスト菌のグラム陽性説を撤回した。

細菌のなわばり

細菌は自己にとって好ましいものに近づき、有害な物質から逃れようとする。この現象は**走化性**とよばれるもので、運動器官として鞭毛をもつ菌は好む物質を感知して移動する（図2・3）。そのとき、誘導物質の濃度勾配に反応して直線的に移動するのではなく、一定時間一定方向に泳いでから、方向転換を繰返し、試行錯誤的に誘導物質の濃度の高い方へと近づいていき、濃度が一定以上になると旋回運動をしながら

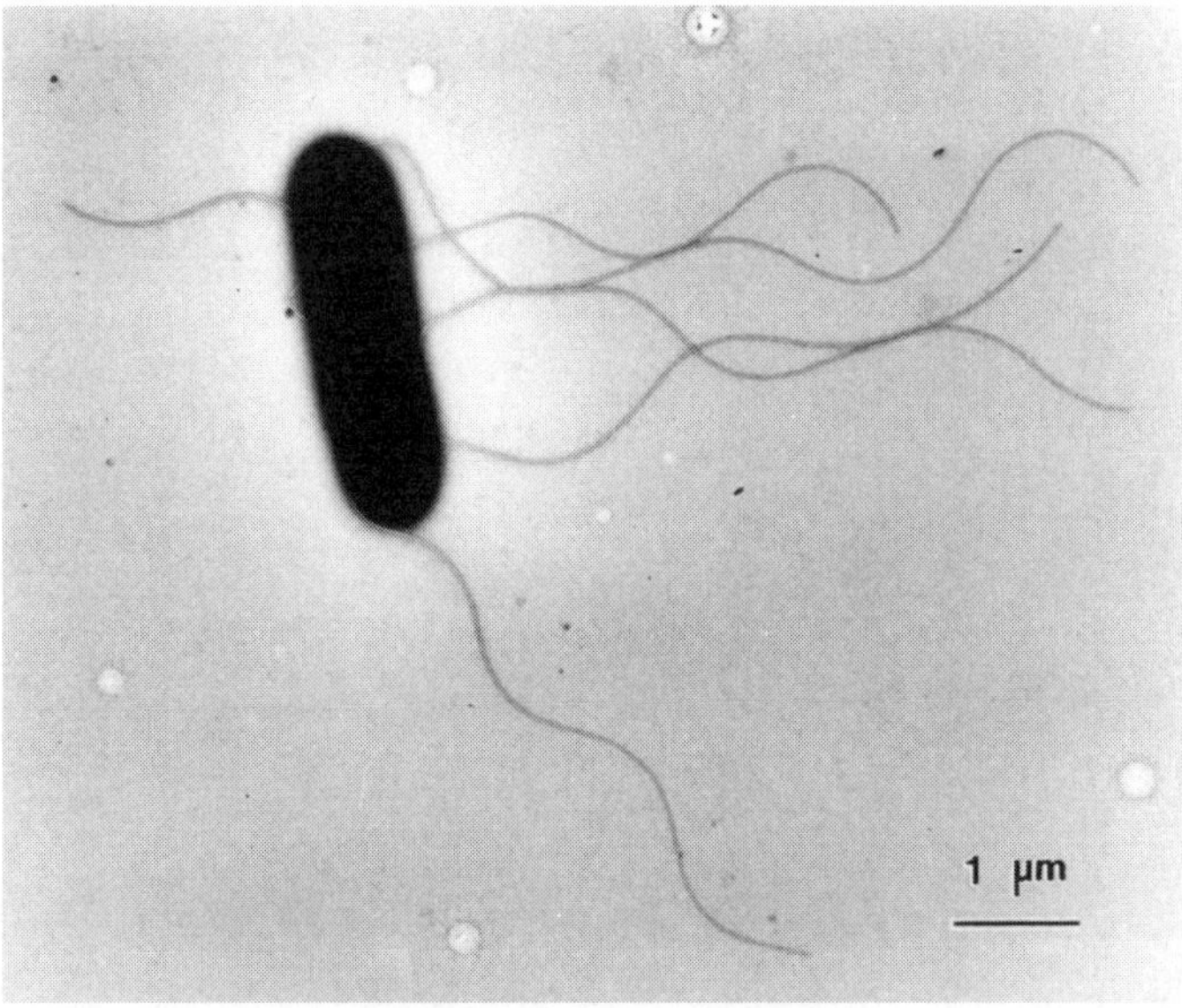

図2・3　サルモネラ（ネズミチフス菌）の電子顕微鏡写真　動物の腸管に生息していて人獣共通感染症の原因菌となり，食中毒を起こす菌として注目されている．菌体表面は，腸粘膜への付着にかかわる細くて短い線毛に覆われ，さらに運動器官である太くて長い鞭毛をもつ．千葉大学大学院薬学研究院　微生物薬品化学研究室　山本友子教授のご好意による．

そこに留まる。

鞭毛はスクリューの働きをもち、一定方向に回転しながら前進し、回避物質を感知するとスクリューの回転を逆方向に切り替えて後退する。細菌の走化性は、外部からの情報をキャッチして、化学物質の濃度差の記憶をもとに行われるものであるから、走化性は神経系の原型とみることができるのではないかと考える科学者がいる。

細菌は自然界では単個細胞として独立した個体であるが、上に述べたことからもわかるように、まわりの環境への感知機能も思いのほか発達していて、ときに、異種の細菌間では殺し合いをし、同種間では助け合いを行うことが知られている。その中で古くからよく知られているものの一つに**抗生物質**の産生があげられる。**ペニシリン**は真菌（真核生物で核をもつので細菌ではないが、細菌のように単個細胞として生活している）の一種のアオカビが産生する低分子量物質で、細菌の厚い細胞壁を溶かして溶菌をひき起こす作用をもつ。ペニシリンのほかにも、放線菌が産生する**ストレプトマイシン**、**カナマイシン**など多くの抗生物質がみつかっている。このようにかびや放線菌・細菌の産生する物質のうち、細菌類を殺したり、増えないようにする物質が抗生物質である。

そのほかに細菌が生産してほかの細菌を殺す作用をもつ**バクテリオシン**とよばれる抗菌性物質が知られている。バクテリオシンも多種類知られていて、アミノ酸数個のペプチドやかなり分子量の大きなタンパク質性のものまであり、抗生物質に似た一面をもつが、多種類が存在することから起源や生態学上の存在意義の異なった物質から成っていて、永い進化の過程で細菌が相手を攻撃するためにつくりだした抗菌性物質であることがわかる。

バクテリオシンとしては大腸菌がつくる**コリシン**がよく知られているが、コリシンは大きな分子量をもつタンパク質であるから、菌体内に侵入するためには細胞表面のレセプター（受容体、鍵に対する鍵穴のようなもの）にいったん吸着して固定した後侵入する必要がある。わざわざ殺されるためにレセプターを備えているはずはないので、コリシンは、細菌がヌクレオシドやミネラル、ビタミンB_{12}など増殖に必要とする物質を取込むためのレセプターをちゃっかりと借用して侵入するのではないかと考えられている。

細菌の生き残り作戦は、「多勢に頼んで適者の出現を待つ」ことであるから、コリシンに対するレセプターを欠くような変異菌（コリシン耐性菌）が出現してくる。この耐性菌は出現頻度が割合高いので、昔からコリシンを大量に生産して、腸内の有害細菌を殺すために利用しようとする試みは失敗に終わっている。コリシンは細菌のDNAを崩壊させたり、リボソームRNAを切断したりして周囲の細菌を殺すが、コリシンをつくる菌自身は自殺することのないように自己耐性になっており、コリシンの殺傷作用を阻止するようなタンパク質を備えている。

細菌のストレス対応策

地球上に出現した細菌はたえず外部環境の変化に適応して生きなければならなかった。急激な変化は細菌に重大な影響を及ぼし、ときに生存の存否が問われることになる。そのために細菌は、恒常性に重大な変化を及ぼすような因子をストレスとしてとらえ、ストレスによるダメージを最小限に食い止め、類似のストレスに対処する防御機構を進化の過程で獲得してきた。

高温、紫外線、放射線、重金属、極端なpHをはじめ、今日われわれが環境問題としてとりあげている多くが細菌にとってもストレスである。さらに、細菌が生体に感染した場合、生体側の発熱、炎症などは細菌と宿主の双方にとっても大きなストレスとなる。

大腸菌の培養を三七度から四二度に移すと、菌は直ちに一群のタンパク質を誘導して高温に対応しようとする。この現象を**熱ショック応答**とよび、合成されてくるタンパク質を**熱ショックタンパク質**（heat shock protein: **HSP**）という。このタンパク質は温度以外にも、上述したさまざまな因子によって誘導されるので、ショックタンパク質とかストレスタンパク質とよんでもよいが、一般にHSPとよばれている。

HSPは生体にとって危機管理上非常に重要なタンパク質であるから細菌からヒトに至るまでよく保存されていて、HSP90（分子量九万の熱ショックタンパク質）、HSP70、HSP60などのファミリーを成している。大腸菌の熱ショック遺伝子は染色体上のいろいろな個所に散在しているが、熱などのショックが加わると素早くプロモーターにスイッチが入り転写が開始されHSPがつくられるようになっている。ちなみに、ヒトの細胞のHSPは第6染色体上の主要組織適合遺伝子複合体（八三ページのMHCの遺伝子）遺伝子群の近くにあり、補体遺伝子など免疫関連遺伝子に接近していて、感染などのストレスから生体を防御するのに都合よくできているように受け止められる。

細菌の集団生活

菌は個々ばらばらで生活するよりは集団として環境の変化に対応して生活しようとする。そのためには、菌自らが置かれている状況を感知して、仲間とその情報を伝達・交換しながら集団生活をしている。近ごろ、細菌の世界でもフェロモンに当てはまる物質が個体間のコミュニケーションの手段として使われていることがわかってきた。フェロモンは昆虫の性フェロモンや、アリやミツバチの警報フェロモンなどがよく知られていて、同種のほかの個体の行動や生理状態に影響を与える物質である。

細菌のフェロモンとして、乳酸菌や枯草菌などの非病原菌のほかに、ブドウ球菌や肺炎球菌などの病原菌についても研究が進んでいる。細菌の密度が高くなるとフェロモンの濃度も高くなり、シグナルとして細菌にキャッチされ細胞内に伝えられると、それによって特定な遺伝子発現が行われるようになることが試験管内の実験でわかってきている。

さらに最近になって、個々の菌は仲間の菌が出す細胞外情報伝達分子を使って情報をキャッチしていることがわかってきた。緑膿菌やビブリオ属細菌など複数の菌種に共通の情報伝達物質として**ホモセリンラクトン**とよばれる代謝物質が使われる。この物質の合成、発現などに関与する遺伝子が突き止められている。ホモセリンラクトンは細菌の外膜を自由に通過できる分子のため、一定区域内の細菌の密度が高くなると細菌内外のホモセリンラクトンの濃度も高まる。濃度がある一定の閾値に達すると、細菌の増殖を阻止するような、または病原因子（致死物質）などを産生するような遺伝子が作動する。

このように、ある種の細菌は一定区域内の密度調節を遺伝子レベルで行うシステムをもち、これを**クオラムセンシング**（quorum sensing）**システム**とよんでいる。クオラムは定足数を意味する言葉であるから、ある環境中の細菌密度を感知するシステムが細菌自身に備わっていることになる。この機構があるため細菌集団は、遺伝子の発現を協調して、強固な菌集団の形成や毒素の発現、抗生物質の産生などを効率的に行う。さらには異種の菌にまで作用するような物質を産生する菌の存在が知られてきたので、クオラムセンシングシステムは菌の間の対話の手段として使われていると考えられている。

また、細菌が感染して増殖し病変を起こすためには、菌は一定の個所に付着して足場を固める必要がある。腸管内に入った病原菌は腸内の内容物と一緒におし流されないように腸管粘膜細胞表面に付着する。そのためには、粘膜表面にある大量の粘液を押しのけ、腸内常在菌にまみれても負けずと線毛を使って粘膜細胞にしがみつくことである。そのために病原性腸内細菌の多くが線毛をもっていて、宿主細胞の表面レセプターに付着して、病原菌の局在化が起こりその場所に病変が始まる。

虫歯菌（ミュータンス菌）のように口腔内に生息している菌は、大量の、主として多糖類から成る物質を分泌して粘着性で強固な多層膜（プラークとよばれる）をつくるが、このような膜を一般には**バイオフィルム**とよぶ。バイオフィルム中では菌体間で代謝系の相互作用が起こり、細菌共同体を形成していて緩やかに増殖している。バイオフィルム中の菌は宿主にあまり強烈な障害を与えないかわりに、抗菌剤が効きにくいばかりではなく、菌を排除するための生体側の食菌細胞や補体、抗体などの生体防御機構も働きにくい。

そのため、バイオフィルムを形成する菌による病変は慢性化しやすく難治性で、バイオフィルムの形成はしばしば医療の現場で問題をひき起こす。またバイオフィルムは診断や治療のために胃腸、気管、尿路などに一定期日設置するカテーテル表面などでも起こる。なかでも緑膿菌によるバイオフィルムが形成されると、治療しにくい感染症となる。

遺伝子の交換

細菌は変異と淘汰によって環境に適応するように進化してきたが、それだけではなく細菌間で遺伝子の交換を行うことにより変化する環境に適応して生き延びてきた。遺伝子の伝達は親から子へと垂直方向に受継がれているのに対して、水平方向にすなわち菌体間で遺伝子の授受を行って環境に適応している。授受には三通りの方法（**形質転換**、**形質導入**、**接合**）が知られている。

一九二八年、フレデリック＝グリフスは熱処理して死滅させた病原力の強い肺炎双球菌と、病原力のない生菌を混合してマウスに接種すると、マウスは死亡して病原力の強い生菌が分離されることを観察した。この一見不思議な形質転換現象はオズワルト＝アベリーらによりＤＮＡによって起こることが一九四四年に示された。すなわち、病原力のない菌が菌体外から強毒菌のＤＮＡを取込んで強毒菌へと**形質転換**したことを示した。

ついで、**ファージ**が仲立ちして細菌間に遺伝子の授受が行われる**形質導入**現象が知られている。ある種のファージがA菌で増殖した後、異なるB菌に感染すると、A菌の性質の一部がB菌に移り、B菌の性質が元とは異なる性質を示すようになる現象である。

さらに、細菌と細菌の接触（**接合**）により遺伝情報が伝達されることが知られている。接合することのできる菌は、性決定因子とよばれる**Fプラスミド**をもっていて、このような菌は菌体表面にある線維状構造物（接合線毛）を介して供与菌（F^+）から受容菌（F^-）へ遺伝子の伝達を行う。このように、細菌間でも、あたかも有性生殖（接合）によるような様式で新たな形質を獲得することが可能となる（図2・4）。

プラスミドは細菌の染色体とは独立に自立複製する能力をもつ染色体外遺伝子のことであり、環状の二本鎖DNAから成る。プラスミドは宿主菌の染色体（大腸菌でおよそ四百六十万ヌクレオチド）に比べるととても小さい（千から十万ヌクレオチド）けれども宿主菌の規律のもとに自立性（一定数）を保っている。

プラスミドは細菌の生存に必須とは考えられていない。薬剤耐性を支配するRプラスミド、コリシン（四七ページ）プラスミドや、重金属、紫外線耐性に関与するもののほかに、機能のわかっていないプラスミドが多数存在する。また、ほとんどの細菌はプラスミドをもっていることがわかっている。しかも、プラスミドの多くは潜在的に宿主の染色体に組込まれる能力をもっている。

薬剤耐性プラスミド

一九五〇年代、わが国に赤痢が大流行していた時代のことであるが、ストレプトマイシン、クロラムフェニコールやテトラサイクリンなどの抗生物質が特効薬として大量に使われ、著効を奏していた。そのうちに、これらの抗生物質に耐性を示すような赤痢菌が出回るようになった。調べてみると耐性菌の多くは一種類の抗生物質だけではなく、これらのいずれの抗生物質にも耐性を示す多

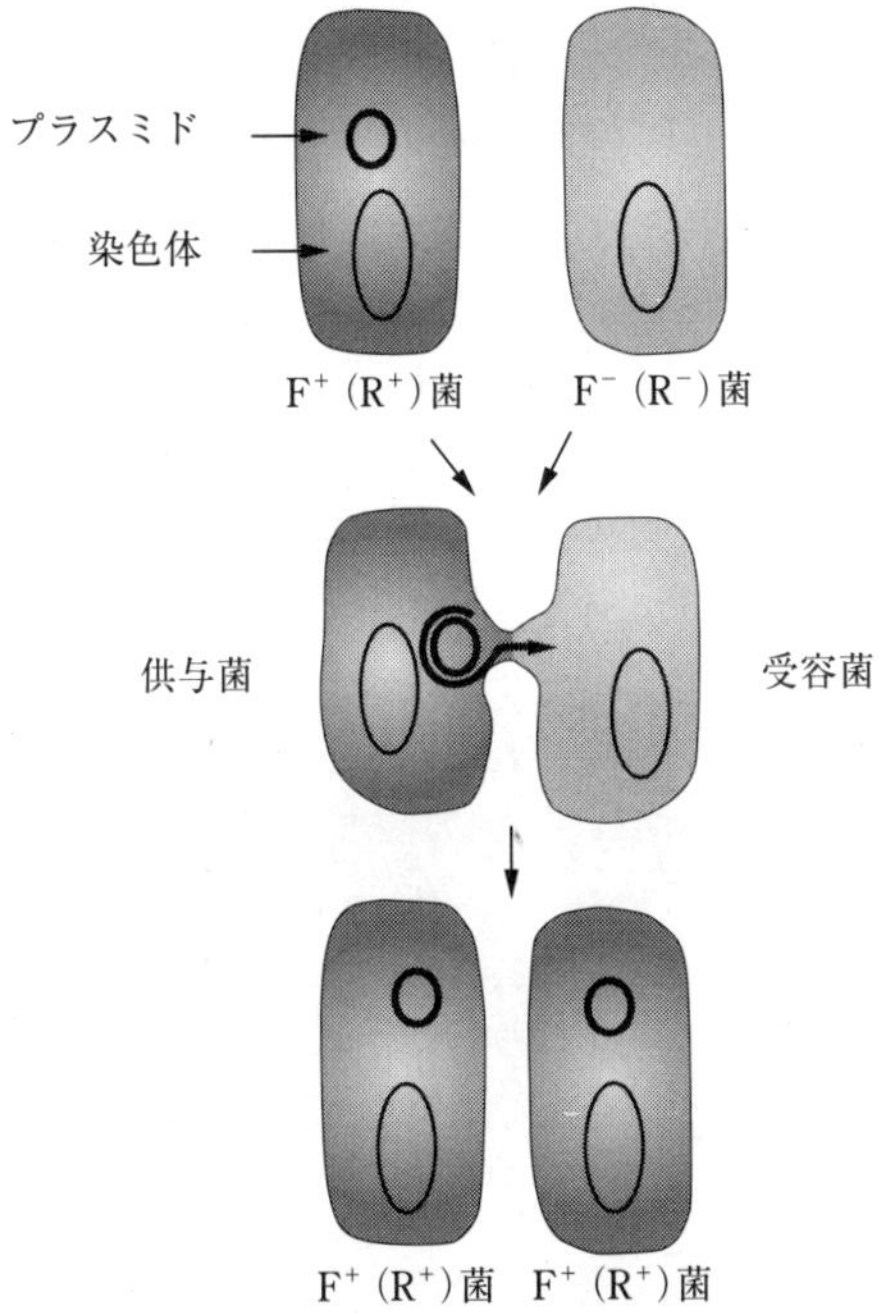

図２・４　細菌の接合とプラスミドの移行　F^+（または R^+）菌は性線毛によって一時的に F^-（または R^-）菌と接合して，プラスミドの完全長を F^-（または R^-）菌へ供与する．このとき，供与菌内ではプラスミドの複製が誘導され，一本鎖 DNA が受容菌へ移行する．移行しながらプラスミドの DNA 合成が進行して，先端と末端が結合して環状となり，さらに相補鎖が合成されて二本鎖 DNA ができあがる．供与菌内に残った DNA も相補鎖を合成して，もとのプラスミドの二本鎖 DNA となる．

剤耐性菌になっていることがわかり、治療上大きな問題となった。

突然変異によって一つの抗生剤に対し耐性になる頻度は10^{-6}程度であるから、単純に計算しても四つの抗生物質に対して同時に耐性になる頻度は10^{-24}となる。こんな低頻度の突然変異体が出現するはずがない。この謎解きにわが国の研究者らが挑戦し、大きな業績をあげることになった。

前述したように、大腸菌や赤痢菌にはそれ自身の染色体（DNA）以外に菌体内に何種類かの環状になったプラスミドとよばれるDNA分子が存在している。プラスミドは自己複製能をもち、宿主菌体と同調して増え、子孫細菌に伝えられていく。プラスミドはいろいろな遺伝情報をもち、そのなかに抗生物質に対する耐性遺伝子情報をもつものがあることが発見され、これを**R因子**とよんだ。さらに、R因子は菌と菌の接触によって移行することが証明された。R因子は後に**Rプラスミド**とよばれることになった（図2・4）。

おそらく抗生物質の多用により後述のような機序により多剤耐性大腸菌が出現し、それらの菌からRプラスミドを介して多剤耐性赤痢菌が生まれたものと推測された。大腸菌と赤痢菌はきわめて近縁関係にあるので両者の間で接合が起こったのである。こうして、Rプラスミドの発見の発端は日本人研究者らによって行われた。

さて、多剤耐性になった菌を調べてみると、Rプラスミドにストレプトマイシン、クロラムフェニコールやテトラサイクリンなどの耐性遺伝子が挿入されていることがわかった。どうして一つのRプラスミドに複数の耐性遺伝子が挿入されたのだろうか。

それには、**トランスポゾン**とよばれる可動（動き回る）遺伝子が関与していることがわかった。トランスポゾンは両端に特別な挿入配列をもっていて、DNA鎖の中に割って入り、それ自身の遺伝情報を挿入した場所で発現することができる。トランスポゾンによって個々の抗生物質耐性遺伝子がRプラスミドに運び込まれたために多剤耐性菌が生まれたのである。

前に述べたように抗生物質は自然界で微生物が、おそらく縄張りをつくるために微量産生している物質で、それに対して自身は耐性でなくてはならないので耐性遺伝子をもつことになったのであろう。人の手によって抗生物質がつぎつぎと開発され大量に使われるようになると、Rプラスミドに耐性遺伝子が追加され、それをもつ菌が選択され、増殖してまわりの菌にまで伝達されて拡散したものと推定されている。トランスポゾンは、リチャード＝ドーキンスが彼の著書「遺伝子の川」の中でいうような生残りに成功するために用意された利己的遺伝子とみなすことができよう。プラスミドは抗生物質に頼って感染症を克服しようとする考えが砂上楼閣となることを人類に教えた。

細菌の毒素

病原菌は毒素を産生して、生体に病気をもたらす。グラム陽性、陰性菌に関係なく菌は増殖に伴って菌体外にタンパク質やペプチドを分泌するが、その中には生体に毒性を示すものが含まれていて、それらを**外毒素**とよんでいる。ジフテリア菌、破傷風菌、コレラ菌など多くの病原菌が外毒素を出すことが知られているが、ボツリヌス毒素や病原大腸菌O157のヴェーロ毒素のように溶菌に伴って放出されるものもある。

　これらの毒素はヒトの決まった組織の細胞、たとえば破傷風菌毒素は神経細胞に作用して痙攣をひき起こすが、一方、ブドウ球菌やレンサ球菌のようにさまざまな外毒素を産生して多彩な臨床症状をひき起こすものもある。なかでもブドウ球菌の毒素による激しい食中毒症状や、レンサ球菌毒素による猩紅熱（しょうこうねつ）症状は毒素そのものによる細胞機能の障害だけではなく、毒素が多くの免疫細胞に作用して短時間のうちに多量のサイトカインが産生されるために、生体の免疫系が乱されて多彩で重い症状が出現する。サイトカイン（七〇ページ）は免疫系の知らせの分子として生体防御の味方であるが、過剰に産生されると重篤な症状の引き金となる。

　そのほかに、グラム陰性菌は陽性菌とは違って細胞壁の最外層に外膜をもっている（図２・２）。その外膜の構成成分が**内毒素**（**エンドトキシン**）として働く。その本体は**リポ多糖体**（**ＬＰＳ**）であるから、グラム陰性菌ならみな同じ毒素をもつことになる。また、内毒素は外毒素と違って熱に極めて安定で、体内に入ると発熱物質として働く。サルモネラの食中毒の原因物質であるばかりではなく、免疫系をはじめ、循環器系、呼吸器系、血液凝固系などに働いて、毒力を発揮する。

　グラム陰性菌による敗血症などの際、治療のために抗生物質を大量投与すると菌が急激に破壊されて細菌の外膜が壊れ、多量のＬＰＳが血中に出て重篤なショック症状をひき起こすことがある。これは免疫系の細胞が感染を防御しようとして、炎症性のサイトカインを急激に放出するためである。また、内毒素の代名詞のようになっている発熱作用もマクロファージなどから産生される過剰なサイトカインによって起こる。

無菌の空間

一八六四年四月、パスツールはソルボンヌの大講堂の演壇に立ち、自然発生についてという有名な講演を行った。その内容は、高名な博物学者フェリックス＝プーシェの「自然発生説」に反論するためのものであった。

プーシェは、「煮沸滅菌した培養液を、人工的に作り出した酸素あるいは空気にさらすことによって、そこに微生物が生まれる」と主張していた。これに対して、パスツールは白鳥の首をもつフラスコを考案して、「微生物とていつもその親から発生すること」を示した。

さらにパスツールは、空気中には目に見えない細菌が浮遊していることを示すために、培養液の入ったフラスコの蓋を短時間開けて空中の細菌を調べる実験を行った。交通の激しいエコール・ノルマールの彼の実験室のまわりでは二十個のフラスコの多くは菌が増えて濁った。遠征隊を送って調べると、ジュラ山麓では二十個のフラスコ中八個、標高二〇〇〇メートルのアルプスのモンタンベール付近の氷河では二十個中一個が陽性を示した。

一九二七年、大西洋単独横断初飛行に成功して、それをもとに「翼よあれがパリの灯だ」を書いて空の英雄になった米人、チャールズ＝リンドバークは科学にも興味をもち、さまざまな実験をしている。一九三三年には「空の釣り針（スカイ・フック）」を操縦席の窓からぶら下げて、北大西洋やグリーンランドの上空四〇〇〇メートルからも細菌を採取している。その報告のなかで数多くの細菌の存在を知らされた当時の人々は、地球上の大気が微生物で満たされていて、無菌地帯のないことに驚いた。

一九六九年七月、NASA（米国宇宙航空局）の宇宙船アポロ十一号は月の石を積んで地球に帰還した。石の化学分析を試みるためであったが、それに先立ち、厳重な無菌の状態で月の石をめぐって微生物の存否を検討する必要があった。そのために考案されたのが高性能へパフィルター沪過による高度隔離実験室である。実験室は陰圧に保たれ、室内の空気はへパフィルターを通して、かつ高熱滅菌されて外に出される。研究者はスペーススーツを着て作業を行う。この実験施設内で月の石は無菌であるとのお墨付きが出て、世界中に分配された。

これに類似の施設はすぐ後に、エマージングウイルスとして出現してきたラッサ熱やマールブルグ病、エボラ出血熱ウイルスなどの実験室診断になくてはならない施設として活躍する。危険な病原体を環境中に漏出することなく、かつ研究者の安全を確保する高度安全実験室の建設であった。

コッホによって細菌の分離培養法が確立されて、結核菌やコレラ菌をはじめ多くの病原細菌がつぎつぎと発見されたのは百年以上前のことである。しかし、培養法が万能ではなく、空気中ばかりではなく、水中、土壌中には無数の細菌類が生息し、それらがすべて培養可能とは限らないことが今日では常識となっている。

NASAは月についで火星に無人探査機を送り込んで生命体の存否を検討する計画を立てた。科学者たちは地球外の生物もまた熱力学の法則に従ってＡＴＰによる生命現象を営む可能性を想定して、ホタルの発光メカニズムを応用することにした（図２・５）。ホタルの発光は、その尾の先にあるルシフェリンという物質にルシフェラーゼという酵素とＡＴＰ（アデノシン三リン酸）とが作用するときルシフェリンの酸化が起こり発光する。

この発光はＡＴＰ量に比例する。そして細菌をはじめすべての生物はエネルギー源としてＡＴＰを一定量含んでいて、死滅すると自己融解により速やかにその活性を失うので、発光量は生きた細菌の数に比例する。

この発光による微生物の検索はその後、高感度の発光測定装置の開発によって、培養に頼らず微量の細菌検出に応用されようとしている。

人体は多数の細菌と共生しながら、また環境中の大量の微生物に取囲まれて生活しているのが、健常人の日常生活である。口腔内には四百種を超える細菌類が住み着いていて、手指や腕にも無数の雑菌が付着している。むしろ、細菌類との出会いによって生体の感染

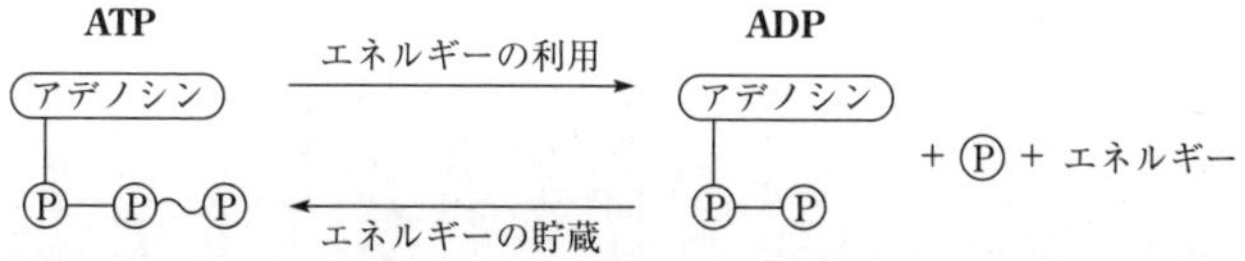

図２・５　エネルギーの貯蔵，運搬を行う ATP　ATP（アデノシン三リン酸）はアデノシンとよばれるヌクレオシドにリン酸が３個エステル結合していて，エネルギーはリン酸の間のエステル結合の間に蓄えられている．ふつう第三のリン酸基を切り離すときに生ずるエネルギーが使われる．リン酸基が二つになるとアデノシン二リン酸（ADP）となる．

防御機構は試練を受けて、免疫機能維持に役立っているとの見方もできる。したがって、皮肉にも人間の介入する空間には細菌類の汚染が常に付きまとうという認識をもつことが必要である。

一九六〇年代に宇宙食開発に向けて始められた高度清浄区画対応（HACCP：hazard analysis-critical control point）の発想は各分野で応用されているが、特に食品製造工程でとりあげられていて工程の細菌類による汚染の防止に採用されている。区画内では勘や経験に頼らずマニュアルに従って、着衣の交換、手洗いの励行といったような衛生学の基本動作を機械的に行い、データを記録して手順等に間違いのないことを検証することである。医薬品やワクチンなど体内に接種する製剤の製造工程については、一段と厳しく、先に述べた高度安全実験室に準じたような無菌施設か、それを小型化した安全キャビネットでの無菌操作が必須となっている。無菌の空間は人類が代価を支払って獲得しなければならない空間である。

第３章　病原体との戦い

生体防御

この地球上いたるところに存在する無数の細菌類は、多細胞生物にとってはほとんどが非自己の存在であり、排除の対象である。われわれの体が生きている限り細菌などの増殖によって腐敗しないのは非自己を排除しようとする生体の防御機構が働いているためである。この機構は植物にも昆虫にも、すべての多細胞生物に備わっていて、それゆえに生きている間はトマトもハエも腐ることはない。

系統発生的にみて、無脊椎動物においても個体を非自己から防御しようとする機構があり、無脊椎動物から脊椎動物への進化の過程で、その機構も進化して、より複雑でより高次な排除機構へと発達した。そのためにヒトを含む脊椎動物では、無脊椎動物がもちあわせている微生物に対する防御能に、さらに一段上の免疫系が加算されていることになる。

ヒトに細菌が侵入（感染）すると、まず初期防衛として細菌を飲込んでしまう**貪食細胞**（**マクロファージ**）による防衛機構が働く。この機構は無脊椎動物以上のすべての動物に備わっているのでこれを**自然免疫**（基本免疫または先天性免疫ともいう）とよぶ習わしがある。この自然免疫の特徴は細菌類をすばやく探知して攻撃し、排除することである。この初期防衛に対抗して生体に立ち向かってくるような病原体に対しては、リンパ球による**抗原特異的認識機構**とよばれる高等手段によって対抗する。この機構は系統発生上、脊椎動物が獲得したもので、自然免疫に対して**獲得免疫**（または適応免疫）とよばれ（表3・1）、普通、免疫系というと獲得免疫系をさす。

表3・1　自然免疫と獲得免疫の特徴

特　徴	自然免疫	獲得免疫
進化上の起源	すべての無脊椎動物	脊椎動物
関与するおもな細胞	食細胞（マクロファージ，好中球，ナチュラルキラー細胞など）	リンパ球（T細胞，B細胞）
関与するおもな分子	補体，インターフェロン，サイトカイン	抗体，リンパ球からのサイトカイン
認識の特異性	低い	非常に高い
作用の速さ	速い（分，時間の単位）	遅い（日の単位）

自然免疫（先天性免疫ともよばれる）は寄生体の侵入に対して認識の仕方は非特異的であるが，すばやく排除活動を起こすのを特徴としている．一方，脊椎動物が獲得した獲得免疫（適応免疫ともよばれる）は認識力に優れているが排除機能は得意ではない．しかし，脊椎動物は両方の免疫能をもち，それらは互いにサイトカインを通して連絡を取合って寄生体の排除に当たる．

生体にとって排除の対象となる非自己としては、細菌をはじめウイルスや原虫などの微生物がよく知られているが、微生物以外にも多細胞生物である寄生虫なども対象となるので、これらを一括して「寄生体（パラサイト）」とよぶ。これらの寄生体の受入れ側を宿主とよんでいる。ヒトにとって口腔細菌や腸内細菌は寄生体で明らかに非自己であるが、宿主の免疫系のコントロール下で宿主との相互依存性が成り立っていて、いわば共生関係にある。

しかし、病原力のある細菌やウイルス、原虫などの寄生体は体内に入って増えて宿主に損傷を与え、病気をもたらす。このように宿主に病気をもたらす状態を「感染」ととらえることができる。感染を起こす寄生体を病原体とよぶ習わしであるから、感染を起こす細菌は病原細菌ということになる。したがって、宿主にとって病原体は排除の対象となる。

病原体に対して、生体の皮膚や粘膜は生理的バリアーとなり、体液中には酵素や生体防御分子といわれるさまざまな物質が含まれている。人体の外表は密に積み重ねられた上皮細胞層から成る皮膚に覆われていて、最上層は常に角化して脱落しているので微生物の侵入に対してバリアーとなっている。また、消化管、呼吸器系をはじめ、泌尿器系は粘膜上皮細胞に覆われていて、細菌類の吸着・侵入に対して妨げとなっている。たとえば胃は胃酸や消化酵素、腸管は多数の腸内細菌や粘液、または上皮細胞のはく離・新生などの激しい新陳代謝によって病原微生物が住み着きにくくなっている。気道粘膜の繊毛運動は吸気に伴って侵入する異物・微生物を排除するのに役立っている。

なお、組織内に侵入してきた微生物に対して生体は何重かの防御機構を準備しているが、まず、自然免疫系が「初期消火」に務める。どんなウイルスか、どんな細菌かを識別することは得意でないが、すばやく対応することを特徴としている。たとえば、体液中に常備されているリゾチームとよばれる酵素は細菌の細胞壁を破壊し、鉄結合性タンパク質は細菌の増殖に抑制的に働く。さらに、上皮細胞から殺菌作用をもつペプチド（三十個余りのアミノ酸の鎖）が生体防御分子としてつくられている。

また、ウイルス感染を受けた細胞からは**インターフェロン**とよばれるタンパク質が産生されて初期消火に当たる。

インターフェロンは直接ウイルスに作用するのではなく、感染細胞のまわりの細胞にウイルスの感染が起こったことを知らせるシグナルとして働く。すると、シグナルを受取った細胞では、数種のタンパク質の合成が始まる。合成されるタンパク質はウイルスの増殖を阻止するような働きをもち、なかでもつぎの二種類のタンパク質にその働きが強い。

その一つは、タンパク質合成開始に携わる因子（タンパク質）をリン酸化し、タンパク質合成開始を阻止する。もう一つは、普段は活性を帯びていないＲＮＡ分解酵素を活性化して、メッセンジャーＲＮＡを分解するようになる。すなわち、ウイルスが増えようとしても、タンパク質合成阻害とメッセンジャーＲＮＡ分解の両面から増殖が抑制される。これらの抑制は、増殖しようとするウイルスならその種類を問わずに起こる。

メチニコフの発見

南ロシア、ハリコフ生まれのイリヤ＝メチニコフ（一八四五～一九一六年）は透明なヒトデの幼虫にカルミンという赤い色素を入れて顕微鏡の下で見ていると「遊走細胞」が盛んに色素を取込んでいるのを観察した。彼は、「この細胞は摂食のためではなく、異物を取込んでヒトデを防衛しているのではないか」とのアイデアを抱くようになった。そこで今度は病原性のあるカビの胞子を注入すると、遊走細胞がたくさん集まってきて細胞内に取込むのを確かめることができた。彼は、「遊走細胞すなわち食細胞こそ病原体と戦って体を守っている細胞である」と主張するようになった。

彼はまた、化膿病巣の膿のなかの白血球内に多数の細菌が染め出されるのは、「細菌が毒素を出して白血球を倒して増殖している像である」との当時の病理学者の見解に対して、逆に「白血球が積極的に細菌を飲込んで処理している像」であると主張した。

人生の後半をパリのパスツール研究所で食菌過程の研究に没頭した彼は、そこで人望厚く晩年には副所長に任じられて研究所の発展に貢献することになった。その後もメチニコフは**ファゴサイトーシス**（**細胞の食作用**）の研究に打込んで、細菌感染に対して「食菌作用こそが感染防御の根底をなすものである」との主張を通して有名人となった。この業績に対して一九〇八年ノーベル賞が授与された。

彼が食菌現象を発表（一八八三年）してから受賞までに二十五年あったが、この間にコッホ門下の北里柴三郎とエミール＝フォン＝ベーリングによる破傷風やジフテリアの毒素に対する抗毒素抗体の発見があった。

北里らは、ジフテリア毒素をモルモットに注射して、生き残ったモルモットの血液中にはジフテリア毒素に対する**抗体**（後述、八一ページ）ができることを発見する。この「抗毒素抗体」は試験管の中で毒素を無毒化し、しかも抗毒素抗体を含む血清をほかの正常の動物に注射すると、毒素に対して抵抗状態を伝達することができることを示した。

すなわち、ジフテリア菌の攻撃に対しては、血液中の抗毒素抗体が感染防御の主役であることを示した。やがて、ジフテリア毒素でヒツジやウマを免疫して（免疫するという動詞が使われるようになった）、得られた抗毒素抗体（抗毒素血清ともいう）が、当時治療法のなかった小児のジフテリアに卓効のあることを示してセンセーションをまき起こした。

細菌の攻撃に対して生体は食菌現象によって守られているとばかり思っていたところに、ベーリングと北里による抗体の産生もまた感染防御の有力な手段となりうることの証明によって近代免疫学の礎ができた。

しかし、抗体がリンパ球によってつくられることがわかるのは一九五〇年代になってからで、その詳細がわかってきたのは近年のことである。リンパ球にはTリンパ球とBリンパ球がある。それぞれは後述するように、細胞内で遺伝子再構成という方法で、病原体に対応できるような**抗原特異性**（受容体）をもったリンパ球のクローンが選択され、選択されたリンパ球のクローンはその数を増やして、特異的な抗体をつくることがわかってきた。

そして、病原体ごとに異なったクローンが選択され、クローンの数は無限に近いことが証明されて、抗体産生の道筋がはっきりとしてきた。

メチニコフによって発見された**貪食細胞**（どんしょく）（**マクロファージ**）による異物の貪食作用は、異物（非自己）を、その表面の荷電や疎水性の違いによって識別するものと考えられていたので、いわば非特異的な異物処理システムとされてきた。このシステムは、ハエからヒトに至るまで広く保存されているので、マクロファージによる免疫を、前述したように**自然免疫**とよぶようになった。これに対して、脊椎動物は進化の過程でリンパ球をつくり出して、非自己の認識システムと抗体産生システムを**獲得免疫**としてもつことになった。

両システムは担当細胞の違いや非自己認識の仕方の違いから、一見お互いは独立しているようにみえるが、「自然免疫」担当細胞のマクロファージも**TLR**（Toll-like receptor）とよばれる一群の受容体を用意していて、きわめて特異的に病原体を識別することがごく最近わかってきた。このTLRの原型（Toll receptor）は植物や昆虫にまでさかのぼることができ、この遺伝子を実験的に欠損させたショウジョウバエやマウスではある種の真菌感染に抵抗力がなくなることが報告されている。

さらにTLRを介して自然免疫システムがキャッチした病原体情報を獲得免疫システムであるリンパ球系に複雑な伝達経路を経て伝達し、免疫反応を活性化することも証明されている。原生動物から脊椎動物への系統発生に応じて、病原体に対して自然免疫システムから獲得免疫システムへと進化する過程で、両システムは関連を保ちながら効果的な感染防御システムとして進化してきたことを知ることができよう。

免疫系の働き

ヒトにとってウイルスや細菌、原虫などの微生物は非自己としての存在であるから、前述したようにこれらを一括して「寄生体（パラサイト）」とよび、寄生体を受け入れる側を宿主とよぶ。

寄生体は生体内で過ごす限り、外界の厳しい環境にさらされることは少なく、栄養も宿主から提供されるので、自身の子孫の繁栄（増殖）に専念すればよいわけであるが、不都合なことも多々起こってくる。もし宿主が死ねば共倒れになるので、寄生体はいつも増えた子孫を体外に送り出して新たな宿主を探さなければならないし、特に宿主の免疫機構の厳しい排除作戦から逃れなくてはならない。

免疫系の対応は多様で、短期決戦で勝利を収めることもあるが、長期戦にもち込まれ苦戦を強いられることもままある。ヒトの免疫系の特徴は、分担する多くの免疫担当細胞の協力作業によって、きわめて特異性の高い方法で非自己を確認する方式を採用しているが、しばしば微生物の方では、免疫系の機構を上回る作戦を使って対抗していることがある。そのため感染症のあるものは治療がとても難しくなることも、話が進んでいくと納得できるはずである。

免疫機構の大きな役割は寄生体から生体を防御することであるから、そのため免疫機構は生体のあらゆる組織や器官に監視網を張り巡らせて、寄生体を発見すると排除機構を働かせる態勢をとるように「監視系」と「排除系」をもっている。これらの系の活動を調整するために「情報伝達系」が働いている。したがって免疫機構は監視系、排除系、情報伝達系の三系列が相互にネットワークを組んで感染防御を担っているといえる。

監視系は、生体内をくまなくパトロールしているマクロファージやリンパ球が担当している（マクロファージの仲間には肝臓や皮膚を守備範囲にしてそれらの組織に定住しているものもあるけれども）。これら監視系の細胞は感染によって体内に入ってきた侵入者（非自己）を見つけ出して逮捕することばかりではなく、前科者のファイルによって犯人を割り出すのに似たこともする。その

ために は自己と非自己の確認に誤りのないように、監視系は人相や指紋などの代わりに分子識別という方法を使う。

多くの病原体の表面はタンパク質や糖を含む糖タンパク質で覆われているが、それらは病原体ごとに異なっている。タンパク質は複雑な三次構造をとっているが、おのおののタンパク質はアミノ酸の配列によって決まっていて、アミノ酸の配列は遺伝情報に従って決まるので、タンパク質ごとに構造が違っているわけである。その違いをリンパ球は識別するので、きわめて特異性の高いものとなっている。

認識するのはリンパ球のうちTリンパ球が担当し、それらの細胞の表面にある受容体とよばれるタンパク質によってなされる。受容体は遺伝子再編成というリンパ球に特異的にみられる現象によって、病原体のタンパク質の一部を鍵とすると、無限に近いリンパ球の中から、それに見合う鍵穴もつリンパ球が選択されて病原体の認識を担当することになる。

知らせの分子——サイトカイン

免疫系の細胞はそれぞれ勝手に行動することなく、お互いの細胞からの信号によって行動するのを鉄則としていて、「増殖せよ」「移動せよ」「鑑別せよ」「抗体を産生せよ」などの情報に従って行動を開始する。だから複雑な免疫機構が規律正しく働いているのは、ちょうど内分泌系から分泌されるホルモンが体の各臓器の生理機能と調節を保つのとよく似ていて、免疫系でのホルモンのような作用をもつ可溶性のタンパク質を**サイトカイン**（メッセージ分子）とよんでいる。サイトカインは「知らせの分子」である。

サイトカインの「サイト」は「細胞」のことで、「カイン」は「作動物質」を意味する造語であるが、白血球が産生するサイトカインは歴史的には**インターロイキン**（白血球間のシグナルに使われるという意味）とよばれ、原則的には白血球に作用する。インターロイキンはいまでは十八種が知られていて、**IL**の記号のあとに数字をつけて（IL-1のように）表している。そのほかにも前述の**インターフェロン**もサイトカインの仲間である。

サイトカインは免疫細胞上の受容体（すべての細胞には多種の受容体がある）に結合すると、そのシグナルが細胞内に伝わり、特定の遺伝子を活性化して細胞の機能をよびさます。サイトカインは産生された細胞の近くの細胞に働くのが普通である。

サイトカインは種類も多く、同一分子のサイトカインが複数種の細胞でつくられ、おのおののサイトカインの作用は少しずつ重複していて免疫機能がきめ細かく行われるのに役立っている。免疫担当細胞である**Tリンパ球**や**Bリンパ球**が活性化されるためにはサイトカインによる誘導が必要である。こうして免疫系の細胞はサイトカインというシグナル分子でお互いに連絡をとり合い、このシグナルは、受信できる（レセプターをもつ）細胞のみに伝わるので、いろいろなシグナルが血中を飛び交っても混乱を起こすようなことはない。

ある種のサイトカインは免疫系ばかりではなく、生体の機能や調節の維持にきわめて重要な働きをしていることがわかっている。たとえば、ある種のサイトカインは脳細胞に働いて脳との対話も可能にしている。また逆に、脳の下垂体から分泌される成長ホルモンや副腎皮質刺激ホルモンなどは少なからず免疫系に影響を及ぼし、免疫系と脳との関係が密に保たれていることがわかっている。このようにある種のサイトカインは免疫系と生体のほかの生理機能との間の連絡の役目ももっている。

サイトカインは病原体に直接働きかけることはないが、後の章で述べるようにウイルスのなかにはサイトカインの遺伝子をもっていてサイトカインのシグナルを出して、感染細胞を活性化して自身の増殖を有利にしようとするものが知られている。

細菌感染の現場で活躍する免疫系の細胞

皮膚の切り傷、火傷や化膿によって局所が「赤く腫れ上がり熱をもち痛み」を伴うことはよく経験することである。このような症状を伴う生体の反応を炎症とよんで、古代ギリシャ・ローマ時代から注目されてきた。感染に限らず、物理的または化学的刺激によっても細胞の障害が起こると炎症の症状が現れるので、炎症は障害の原因を取除き、障害の結果できた細胞の死骸を片づける過程を含むとみることができる。炎症はあらゆる組織に起こり、胃腸炎や肺炎のように病名の最後に「炎」がつくのは炎症によって起こることを示している。

ここで細菌感染によって起こる炎症について見ることにしよう。炎症の現場でマクロファージがめざましい活躍をする。平時、マクロファージは組織中を巡回しながら、組織中の異物を飲込んで清掃活動を行っている。マクロファージは特にリンパ節、肝、脾、肺などに多数存在し、また血液中に単球として循環しているので感染現場に容易に到達することができる。

病原体の侵入のシグナル（サイトカイン）を受取ると、マクロファージは直ちに活性化（感作）された状態になる。そうすると、サッカーチームのボランチのように敵の攻撃のチャンスをくじき、味方の攻撃の起点となるポジションにつく。

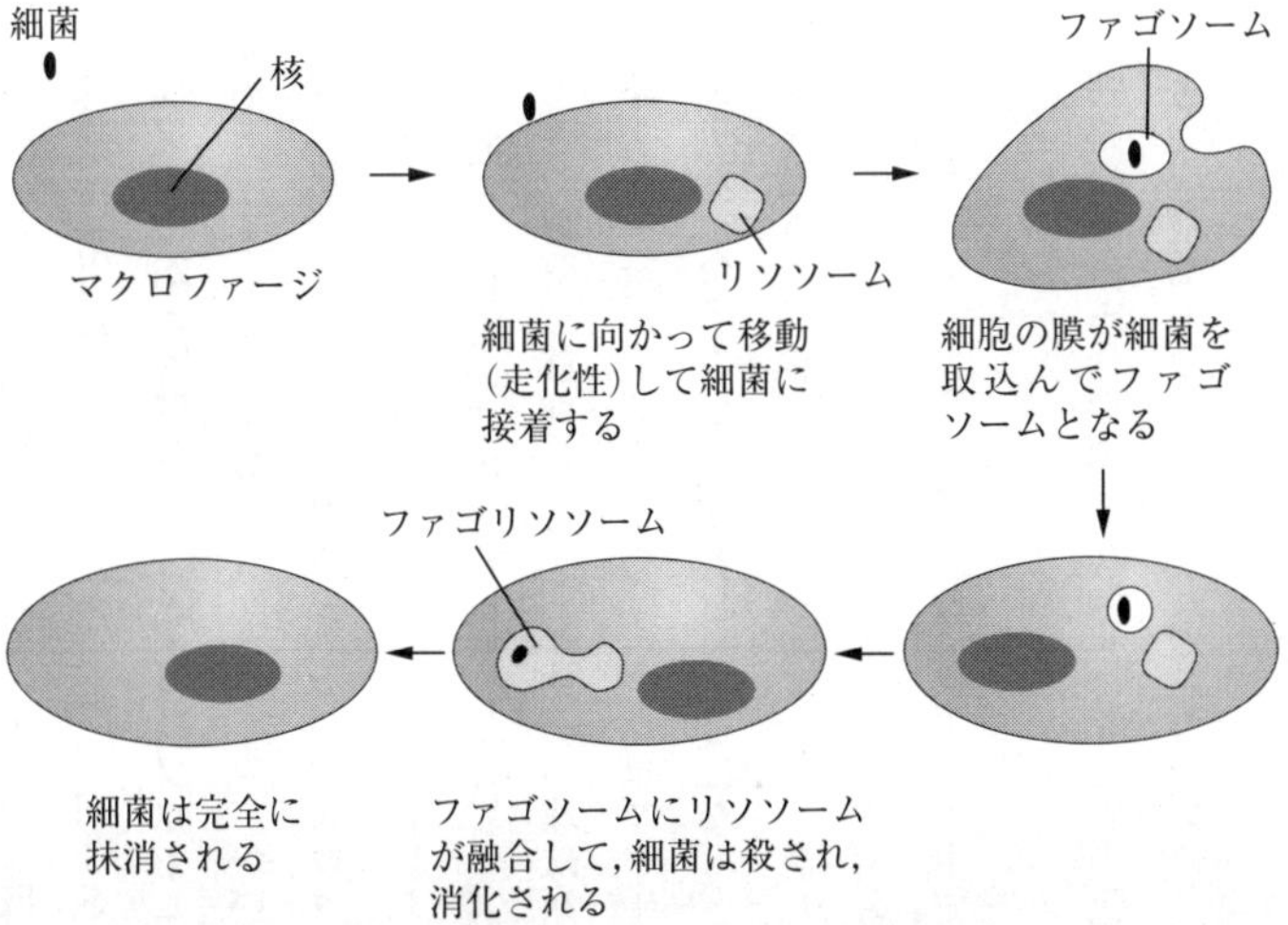
細菌
核
マクロファージ
リソソーム
細菌に向かって移動（走化性）して細菌に接着する
ファゴソーム
細胞の膜が細菌を取込んでファゴソームとなる
ファゴリソソーム
ファゴソームにリソソームが融合して，細菌は殺され，消化される
細菌は完全に抹消される

図3・1　貪食細胞による食菌過程　マクロファージは細菌の出す物質を感知して濃度の高い方へ移動（走化）する．このとき補体と抗体が存在すると接着が容易となる（オプソニン効果）．細菌を取込んだファゴソーム（食胞）は細胞質内に運ばれ，そこで消化酵素類を含むリソソームと融合して菌は殺され，残骸は消化される．食菌はマクロファージ，単球のほかに多核白血球によって行われる．

マクロファージは細菌に接着し、細菌を囲い込み、ついで**ファゴソーム**内に取込む。このとき、自然免疫系に属する補体や抗体があると食菌作用は促進される。ついで、細菌を取込んだファゴソームは、消化酵素のいっぱい詰まった**リソソーム**と膜融合して**ファゴリソソーム**となり、その中で放出されるスーパーオキシド（活性酸素）によって菌を殺す（図3・1）。ついで、菌体はファゴリソソーム内の低いpHと酸性加水分解消化酵素によって消化される。マクロファージは活性酸素という凶器をもつわけであるが、自身を傷つけないようにリソソーム内で管理しているのである。

マクロファージは消化したタンパク質の断片を自身の組織適合抗原とよばれるMHC-II分子と一緒にして細胞表面に提示して、侵入してきた細菌を貪食したことをリンパ球に知らせる。同時に、マクロファージ自身もサイトカインを分泌する。炎症は、このようにマクロファージの鳴らす警鐘によって始まる。マクロファージはボランチと司令塔の役目を演じることになり、さらにほかの細胞から感染に伴い分泌されるサイトカインを受取って細胞の形が大きくなり、さらに活性化されて殺菌作用を活発に行うようになる。（このようにマクロファージは万能のイメージを与えるが、一方では結核菌、サルモネラ属菌や肺炎レジオネラ菌のようにマクロファージの中で堂々と増殖する菌が存在する）

炎症局所に集まってくる免疫細胞は、細菌の菌体成分や補体分解産物などの走化因子とよばれる物質に導かれるほかに、強い走化活性をもつ炎症関連サイトカインの誘導による。このサイトカインは炎症局所の血管内皮細胞や線維芽細胞からも生産される。

細菌感染が起こると、血液中に白血球の数が増えるのはよく知られていることで、虫垂炎の診断に白血球数が増えているかを調べるのはそのためである。このとき数が増えるのはおもに好中球とよばれる白血球である（表3・2）。

好中球は平素、骨髄の多能性造血幹細胞で産生されているが、炎症が起こると、炎症関連サイトカインが造血幹細胞に働いて急速に好中球が量産されて血液中に出てくる。好中球は血液中から炎症局所に到達するために、細胞接着分子を使っては血管内皮細胞に接着し、血管内皮細胞の間を通

表3・2　血液中の血球と免疫細胞

血液像	標準値
赤血球数	410 ～ 530 × 10^4/μl
白血球数	4000 ～ 6500/μl
血小板数	12.0 ～ 40.0 × 10^4/μl
白血球の分類	
顆粒球	
好中球	44.0 ～ 76.0 %
好酸球	0.4 ～ 9.0 %
好塩基球	0.2 ～ 2.0 %
単球	2.5 ～ 8.0 %
リンパ球	20.0 ～ 53.0 %
Tリンパ球	75 %
Bリンパ球	25 %

血液は血球（赤血球，白血球，血小板）と血漿から成る．血球のうち核をもつ細胞で，多数集めると白色を呈するものを白血球とよぶ．白血球は起源や形態から顆粒球，単球，リンパ球に分けられる．顆粒球は単球と共に骨髄の造血多能幹細胞でつくられ成熟して末梢血に出てくる．顆粒球は顆粒の染色性と性質の違いから好中球，好酸球，好塩基球に分かれる．これらの顆粒球と単球はそれぞれに特有の機能をもち，単球の一部はマクロファージとなる．リンパ球も多能幹細胞から生まれ，一部は胸腺（thymus）で成熟してTリンパ球となり，一方，骨髄（bone marrow）で成熟したリンパ球はBリンパ球となる．上の表は健康成人の標準血球成分数値を示している．

り抜けて組織内の炎症現場に駆けつける。到着した好中球は、炎症現場ではサイトカインによって活性化され貪食性を発揮して、飲込んだ細菌をマクロファージと同じように、強力な一連の化学物質によって殺傷する。

しかし、好中球はマクロファージと異なり、抗原提示など免疫反応に直接関係することはない。好中球は骨髄で産生されるときに四、五日で死ぬように運命づけられている（**アポトーシス**）。死骸は膿となり、細菌の死骸と共にマクロファージによって清掃される。これに反して、マクロファージは長命で、体中の組織に定住しあるいは各所をパトロールし、侵入者を見つけるとボランチや司令塔として活躍し、戦いが済むと平素の清掃業に戻る。

自然免疫系に属する**ナチュラルキラー細胞**はマクロファージや好中球と同様に感染の初期に活躍する免疫細胞であるが、きわめて多才で、細菌、かび、ウイルス感染細胞やがん細胞をも殺すことができる。ウイルスは、後の章で述べるように、宿主の細胞内でのみ増殖可能のために免疫系の細胞に発見されにくく、細菌感染の場合のようにマクロファージや好中球の攻撃を受けにくい。そのために、ウイルスの感染では激しい炎症反応は起こらない。

このほかに**マスト**（**肥満**）**細胞**が炎症の現場にやってくる。この細胞は皮膚や気道のまわり、腸管にあって、これとよく似た血中の**好塩基球**と共に特殊な抗原や病原体の侵入局所に駆けつけて急性炎症反応をひき起こす。

マスト細胞は細胞質に多数の**ヒスタミン**や**ロイコトリエン**を含む顆粒をもっていて、炎症の現場でこれらの顆粒を放出する。すると顆粒中に入っているヒスタミンやロイコトリエンの作用で血管透過性が亢進（局所の浮腫）、粘液分泌増加、平滑筋収縮（せきの発作）などアレルギーに特有な炎症が起こる。これも免疫反応を基礎にした炎症の一つの像である。

炎症反応は感染などを沈静化し、組織の修復を早める効果があるので生体にとって本来は必須な生体反応である。

感染を食い止めることができずに、菌が血液中で増殖を始めると重篤な敗血症に発展する、すると発熱、頻脈、血圧低下の症状が現れてくる。このときには血中には血管内皮細胞や血管平滑筋細胞に働いて血管の透過性を高める作用のあるサイトカインが異常に上昇して血管を拡張して血圧低下をまねき、悪くするとショック状態となる。

炎症関連サイトカインの産生につれ、その跡を追うようにして**インヒビター**（阻害物質）が産生され、サイトカインの受容体に競合的に結合してサイトカインの活性を阻害する。サイトカインは免疫系を活性化させるためのアクセルのように働くのに対して、インヒビターはブレーキの役割を務める。炎症は両者のバランスの上で進行し、サイトカインの産生にブレーキがかかると、やがて炎症は終息へ向かう。

以上の経過は急性の細菌感染による炎症の際に生ずるもので、慢性化するといろいろな要因が複雑に絡み合い、治癒までに時間がかかる。

リンパ球

リンパ球は白血球の一部で、**Tリンパ球**（**T細胞**ともよばれる）と**Bリンパ球**（**B細胞**）に大別されるが、ヒトではいずれのリンパ球もおおもとは骨髄の多能性幹細胞から分化して末梢に出てくる（図3・2）。リンパ球はリンパ管、血管、組織内を自由に行き来して病原体との戦いに備えているが、リンパ節や扁桃、脾臓、腸管のパイエル板とよばれる組織などにはたくさんのリンパ球が集まっている。リンパ節のなかではTリンパ球とBリンパ球は別々に局在しているが、リンパ管や血液中では互いが出会っている。

Tリンパ球もBリンパ球もそれらの細胞表面で病原体（抗原）を認識する。リンパ球はどんな未知な抗原が進入してきても、それに対応するようにできている。そのためには一つの抗原を認識するのに一つのリンパ球が対応すると効率がよい。調べてみると実際そうなっている（クローン選択説）。すなわちリンパ球の数だけ異なった抗原を認識できることになる。

Bリンパ球は抗原に対抗する抗体をつくり、細胞外に分泌する。普段Bリンパ球は核ばかり大きくて細胞質の少ない細胞であるがいったん抗原を認識すると、B細胞クローンが増えて、数日のうちに細胞は大きくなり、細胞質に粗面小胞体（タンパク質の合成装置）が発達してタンパク質（**抗体**）の合成が盛んになる。合成が盛んになるまでには四、五日かかる。このように抗体の産生を盛んに行うBリンパ球のことを**形質細胞**とよぶが、形質細胞は抗体をたくさん産生して間もなく死滅する。このうち一部のB細胞は記憶B細胞として後まで生存すると考えられている。

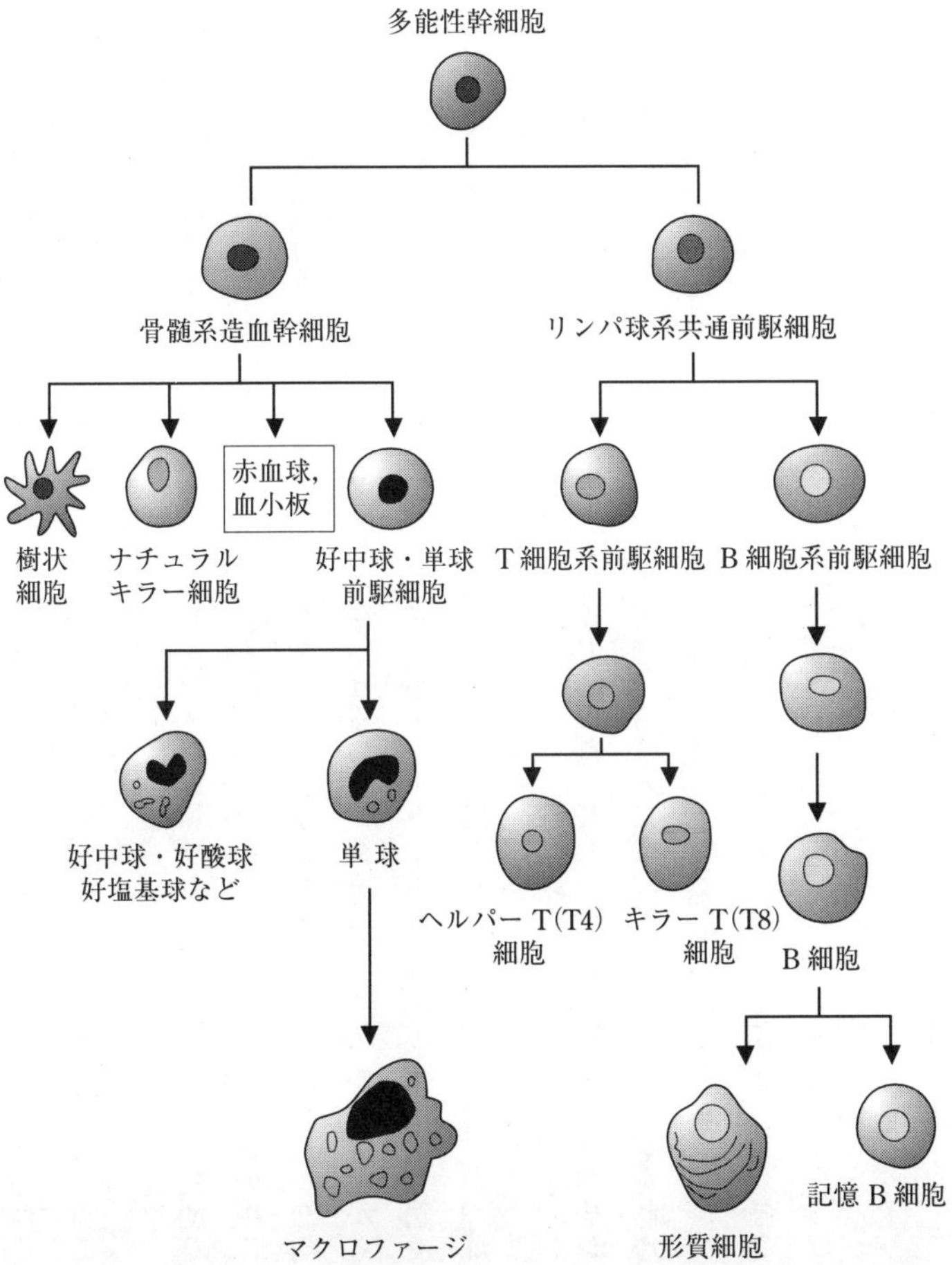

図3・2　血球と免疫を担当する細胞系列　すべての免疫細胞は多能性幹細胞に由来する．幹細胞は骨髄系とリンパ球系の2種類の細胞系列に分化し，さらにリンパ球系共通前駆細胞からB細胞とT細胞とが発生する．T細胞は胸腺で，B細胞は骨髄で生成する．樹状細胞やナチュラルキラー細胞は骨髄系造血幹細胞に由来すると考えられている．

こうして、両親からの遺伝ではなく、各個人は生まれながらにして未知のあらゆる種類の抗原に対して抗体を産生する能力が与えられているのである。そのために、手を変え、品を変えて襲いかかる病原体にも対抗できるのである。

特定の抗原を認識した一個のBリンパ球クローンは増殖してやがてクローン集団を形成する。すなわち、特定の抗原を認識することのできる細胞集団ができあがる。クローンの中には前述したように**記憶リンパ球**として長年月残るものがある。記憶リンパ球は同じ抗原をもった病原体が再度侵入すると直ちに反応してクローン細胞を増やせるので、初感染のとき一個の細胞からクローン集団が形成されるのとは異なり、記憶リンパ球からスタートするので免疫応答はより速く、強力に起こる。一度かかった感染症に二度とかからなくなる「二度なし」の現象は記憶リンパ球のおかげである。

ワクチンはこのことを応用して、あらかじめ薬剤で殺した病原体（**不活化ワクチン**）か、または病原力を弱めた病原体（**生ワクチン**）を接種することによって、記憶リンパ球を誘導し感染を予防する。また、予防接種の効果が長く続くのは記憶リンパ球のおかげである。記憶が可能な細胞は、脳細胞と免疫細胞だけであるが、いずれの細胞においても、記憶がどのように保持されるのかよくわかっていない。

抗体の役割

産生された抗体は何をするかというと、一つには血漿中の成分である補体と一緒になってマクロファージの食菌作用を増強することである。マクロファージの食菌作用は抗体が加わることによって格段に高くなり、感染はたちまち終息の方向に向かう。感染症ではじめのうちは症状がおもわしくなくても、四、五日すると急速によくなることがあるのはそのころから抗体が加担するためである。

さらに、抗体は血液中の毒素やウイルスの表面に結合して、毒素やウイルスが宿主細胞に吸着・侵入するのを阻止する。

抗体は前述したように、Bリンパ球でつくられ、血清成分の一部として流血中をめぐっている。抗体の正体はよく解明されていて、球状の糖タンパク質（グロブリン）から成るので、**免疫グロブリン**とよばれ、また、電気泳動法で血清を調べてみると抗体はアルブミンなどと異なるガンマ画分に含まれていることから、ガンマ（γ－）グロブリンともよばれる。

抗体はYの字状をした分子にたとえることができる。Yの字の幹の部分は定常部で、Yの二本の先端が可変部とよばれ、この部分のごくわずかなアミノ酸で抗原に結合する。この**抗原結合部位**は抗体分子の超可変部とよばれ、抗体ができる際にBリンパ球上の抗体遺伝子の再編成によってきわめて多様性に富む部位となる。この部分は浅いくぼみをつくっていて、抗原の一部（タンパク質の十五～二十アミノ酸や糖鎖）に接近して疎水結合や水素結合などファンデルワールス力によってぴったりと結合することができる。この結合は非共有結合であるから離れやすいが特異性は高く、たとえばアミノ酸に結合している化学物質の構造上の違いを区別することができるほどである。

したがって、抗体は細菌やウイルスの全体の姿を認識するわけではなく、表面のきわめてわずかな部分を抗原として認識していることになる。たとえば、ウイルスに対する抗体が産生されるとき、一個の抗体産生B細胞クローンはウイルスの一部の抗原（たとえばa）を認識して一種類の抗体（a単クローン抗体）しかつくらないが、ウイルスのほかの部分（たとえばb）を認識したクローンはbに対する抗体をつくる。こうして、ウイルスのようなごく小さな病原体だからといって血液中に一種類の抗体だけがつくられるわけではなく、ウイルスを形作っているタンパク質のいろいろな部分に対する抗体が何種類もつくられる。したがって、一種類のウイルスに感染しても、ウイルスのいろいろな部位を認識してつくられた単クローン抗体の集合体（多クローン抗体）が血液中にできていることになる。したがって抗体はウイルスのような微粒子でも見逃さない。

さて、個々のBリンパ球は遺伝子の再編成と、ひき続いて起こる突然変異によって互いに異なる抗体分子をつくるので、Bリンパ球の数に匹敵する数の抗原を認識できることになる。その数は十の八乗個（一億）以上ともいわれている。この現象の解明は利根川進によって成された。その成果は「多様な抗体をつくり出す遺伝的原理の研究」としてノーベル賞受賞の対象となった。

Tリンパ球の活躍

Bリンパ球が抗体を産生するのに対して、T細胞はまずはサイトカインを分泌する。前述したようにサイトカインはいろいろな細胞から分泌されるが、特にT細胞からのものはマクロファージやBリンパ球を活性化する働きがある。

Tリンパ球は**骨髄**で生まれ、血液中に入り体内を循環する前に、**胸腺**の中で複雑な分化過程を経ながら、テストに合格したものだけが末梢に出て行くことができる。テストには**主要組織適合抗原（MHC）**という自己抗原が使われ、MHCに強く反応するものは、自己抗原を攻撃して自己免疫病をひき起こす危険性があるので除外される。また、MHCを認識できないものは不合格となり除外される。すなわち、MHCを認識して弱く反応するものだけが合格となる。これらの資格試験にパスしない細胞はアポトーシス（一〇五ページ参照）という手続きによって自殺処分を受ける。

すべてのTリンパ球が同じ機能をもつのではなく、異なった機能を担う亜集団から成っていることがわかっているが、とりわけ二種類のTリンパ球が重要である。リンパ球全体に対する司令塔のような役目をもつ**ヘルパーTリンパ球**と、ウイルスなどが感染した細胞を攻撃、破壊して感染の拡大防止をつかさどる**キラー（細胞傷害性）Tリンパ球**とである。

ヘルパーTリンパ球の表面には**CD4**とよばれる分子があり、この分子はほかのTリンパ球にはない。ヘルパーTリンパ球はCD4分子によって、**抗原提示細胞**（マクロファージや樹状細胞など抗原提示が可能な細胞）の表面に**MHC-Ⅱ**分子に非自己抗原が結合していると、これを非自己抗原として認識することができる。このようにしてヘルパーTリンパ球は非自己抗原を認識すると、サイトカインを出す。するとこのサイトカインはマクロファージの貪食作用を盛んにさせ、またBリンパ球を活性化して抗体産生を盛んにさせる。

一方、細胞傷害作用をもつキラーTリンパ球はその表面にCD8という分子をもっている。この分子によって**MHC-I**分子をもつ細胞（マクロファージやBリンパ球など抗原提示細胞以外のすべての細胞）がMHC-I分子と一緒に非自己抗原（ウイルスのタンパク質などの一部）を細胞表面に発現しているのを認識すると、それらの感染細胞を攻撃する（次項で説明）。

生体の大部分の細胞はMHC-I分子をもち、通常ウイルスはこれらの細胞に感染するのでキラーTリンパ球の攻撃対象となる。ウイルスは細胞内でのみ増殖が可能であるから、細菌の感染と異なり、マクロファージによって認識されにくい。そこでキラーTリンパ球が感染細胞を認識し、破壊して感染の拡大を防止する。

キラーTリンパ球はウイルス感染細胞以外にがん細胞をも攻撃する。われわれの体の中ではかなりの頻度で細胞のがん化が起こっていて、がん細胞は異常なタンパク質（がんタンパク質、がん抗原）をつくり、細胞表面に提示する。このように異常な抗原をもつがん細胞はキラーTリンパ球の攻撃対象となり、早いうちにがんの芽は摘み取られていることが知られている。

ウイルス感染細胞を攻撃するキラーTリンパ球

細菌感染に対してはマクロファージや好中球などの自然免疫系の細胞が対応するが、忍者のように細胞内で増殖を繰返すウイルスには獲得免疫系のTリンパ球の出動が必要となる。しかもウイルル

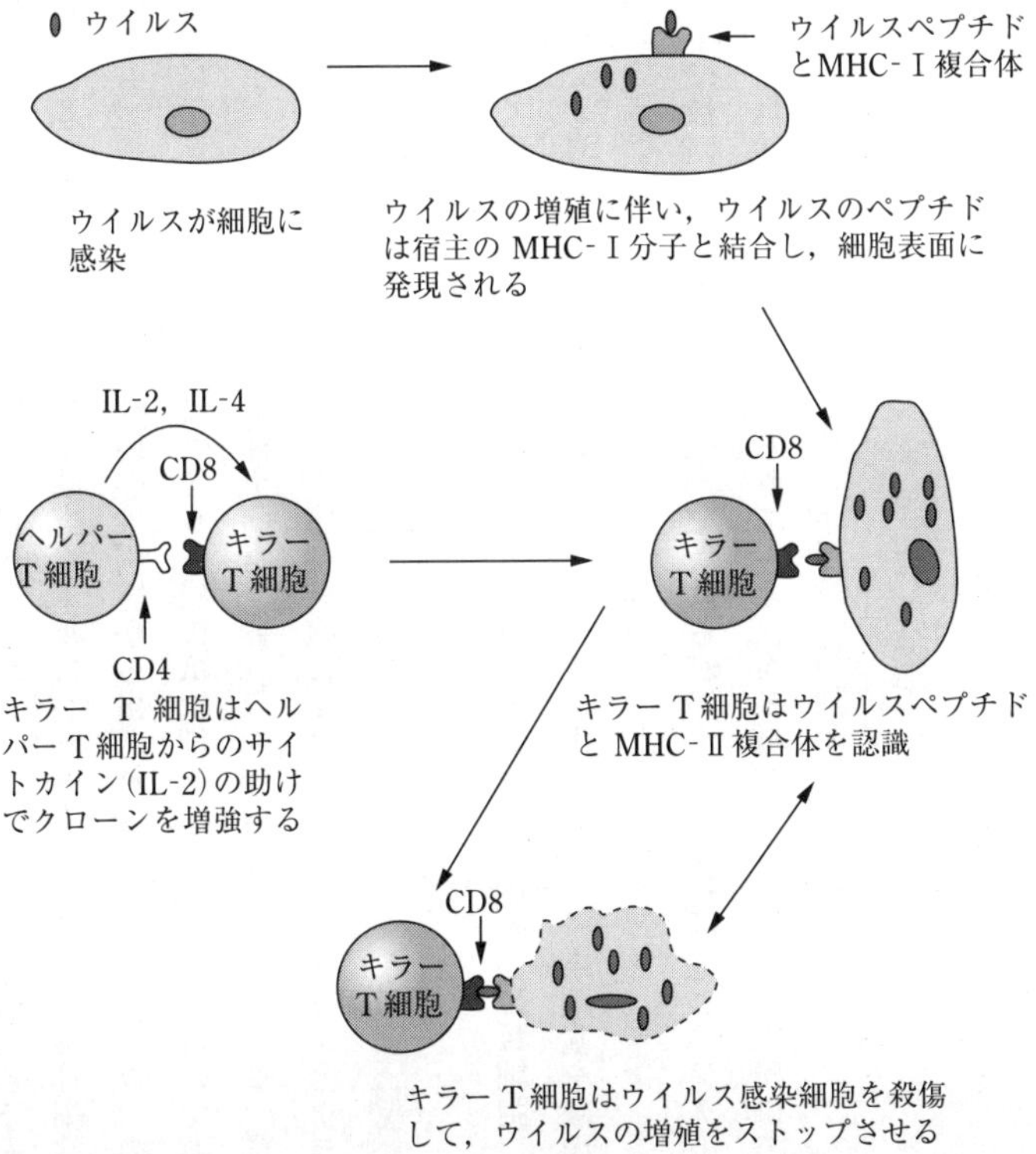
ウイルス
ウイルスペプチドとMHC-Ⅰ複合体
ウイルスが細胞に感染
ウイルスの増殖に伴い，ウイルスのペプチドは宿主の MHC-Ⅰ分子と結合し，細胞表面に発現される
IL-2，IL-4
CD8
ヘルパーT細胞
キラーT細胞
CD4
キラー T 細胞はヘルパーT細胞からのサイトカイン(IL-2)の助けでクローンを増強する
CD8
キラーT細胞
キラーT細胞はウイルスペプチドと MHC-Ⅱ複合体を認識
CD8
キラーT細胞
キラーT細胞はウイルス感染細胞を殺傷して，ウイルスの増殖をストップさせる

図3・3　キラーT細胞によるウイルス感染細胞の殺傷　ウイルス感染細胞表面にMHC-Iと共にウイルスのペプチドが提示されると，キラーT細胞は感染細胞に接触して（CD8受容体によって）殺傷する．また，キラーT細胞はヘルパーT細胞の援助（IL-2，IL-4）によってクローンを増やし強化される．

スには種類が多く、ヘルパーTリンパ球の援助の届かないようなMHC-I分子をもつ細胞に感染するものが圧倒的に多い。肝炎ウイルスや脳炎ウイルスが感染する肝臓や脳神経細胞はいずれもウイルスを殺す力をもっていない。せいぜい感染細胞から出されるインターフェロンのメッセージが近くの未感染細胞に伝達されて一時的にウイルス感染抵抗細胞になることくらいである。

そこで、キラーTリンパ球（細胞傷害性T細胞ともいう）はMHC-I分子と一緒に提示されているウイルスのペプチドを認識すると、その感染細胞に接触してパーフォリンとグランザイムとよばれる二種類の酵素を打込んで感染細胞に穴をあけて細胞を殺す。こうして感染の拡大を防ぐ（図3・3）。一種のミサイル攻撃である。

キラーT細胞とよく似た機能をもつ細胞として**ナチュラルキラー細胞**（**NK細胞**）が知られている。この細胞はリンパ球の仲間で感染が起こるとすばやく出動して、感染細胞を破壊するのが特徴である。NK細胞の破壊の仕方はキラーTリンパ球の仕方と似ている。

健康な人でも年に数回かぜウイルスの感染を受けるが、まずはNK細胞とインターフェロンの産生で大事に至らずに回復していると考えられている。NK細胞による初期感染防御で収拾できないとなると、前に述べたようにTおよびBリンパ球系の活動開始となる。

第4章　ウイルスとは何か

ウイルスの正体

細菌（バクテリア）は原始的な生物で、すべての生物の祖先であるばかりではなく、土の中、水の中、動物の体の中いたるところに住み着いていて、体は小さくて見えないが、活力に満ち、増殖力は旺盛で地球上の物質循環に力を貸して生物環境づくりに貢献してきた。もし地球外惑星に異星人がいたとしたら、「地球は細菌の惑星」と言いきるに違いない。さらに異星人は「細菌、古細菌、原虫をはじめ動植物のあらゆる生物にウイルスが住み着いている」ことに驚くにちがいない。

　われわれにとっても、**ウイルス**はとても不思議な存在だ。普通の光学

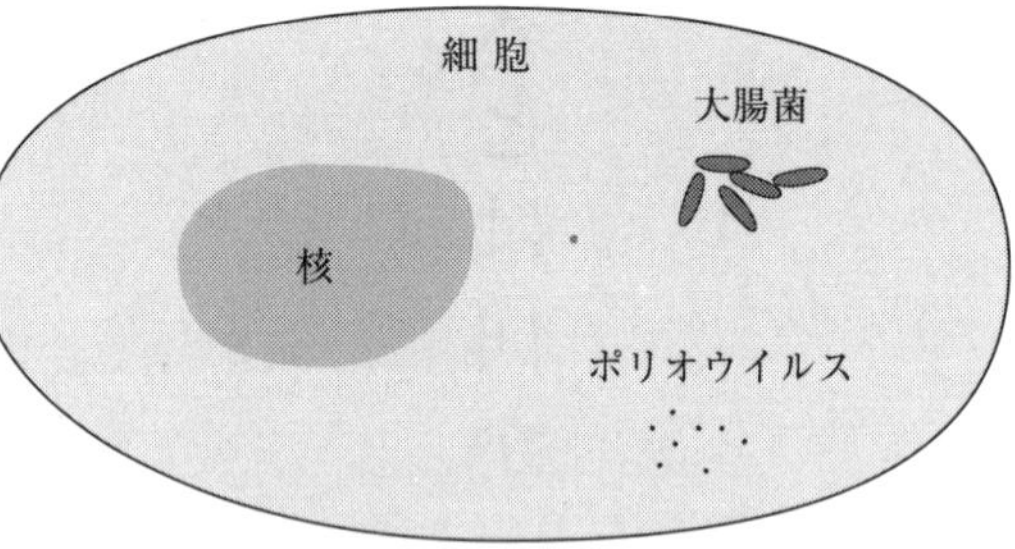

種　　別	大きさ（ナノメートル*）	ゲノムの容量	遺伝子（タンパク質）の数
ヒトの肝細胞	30,000	30 億塩基対	およそ 22,000
大腸菌（K-12 株）	2000	4,639,221 塩基対	4288
ポリオウイルス（1 型）	27	7441 塩基（1 本鎖 RNA）	7

*ナノメートル＝100 万分の 1 ミリメートル

図 4・1　細胞・細菌・ウイルスの比較

顕微鏡では見ることのできない、ナノメートルの微細粒子（二〇〜三〇〇ナノメートル、一ナノメートル＝一〇億分の一メートル）でありながらヒトをも倒す力をもっていて、その実体は「生き物」としての存在を主張していて、まるで忍者のような存在である（図４・１）。細胞に侵入するや姿を消してひそかに仲間を増やし、細胞の崩壊を待って雲霞のごとき大群となって飛出し、新たな宿主に飛びかかってつぎからつぎへと渡り歩くのはインフルエンザウイルス。一方、ヘルペスウイルスとその仲間のサイトメガロウイルスやＥＢウイルスのように宿主内にひそかに忍び込み、免疫系をくらまして潜伏生活を続けて、生体と運命を共にするものもある。

ウイルスはどのようにして、いつごろから出現してきたのかわかっていない。進化しているのかそれとも退化しつつあるのかそれすらわからないが、ウイルスのルーツを手繰っていくと細胞にたどりつき、細胞と共に進化してきた証拠が見つかっている。細菌ウイルス（バクテリオファージ、または単にファージという）は細菌に、動植物のウイルスはそれぞれ動物細胞、植物細胞に由来すると考えられている。

ウイルスは細胞に依存してのみ増えることができるので、増殖の場を与える宿主細胞は軒を貸して母屋を取られるたとえのように、ウイルスの被害を被る立場にたたされる。

ウイルスは生物でも無生物でもない

ウイルスの本体は遺伝情報を蔵したＤＮＡを芯にして、そのまわりをタンパク質の殻で覆われた微粒子からできている。遺伝情報はすべての生物と共通であるA、T、G、C（アデニン、チミン、グアニン、シトシン）の四（塩基）文字を使って書かれている。

しかし一部のウイルスの遺伝子はDNAの代わりにRNAからできていて、A、U、G、Cの四文字を使っている。U（ウラシル）はT（チミン）と化学組成上同意語とみなすことができるので、遺伝情報上はUをTと読みかえることができる。遺伝子としてDNAをもつウイルスを**DNAウイルス**といい、RNAをもつものを**RNAウイルス**とよぶ。生物のなかで遺伝子としてRNAをもつ変わりものはRNAウイルスだけである。ヒトに感染するウイルスのなかではRNAウイルスはDNAウイルスよりもずっと種類が多い。

ウイルスはタンパク質合成装置も、エネルギー産生系ももたないので、細胞外では単なる物理的微粒子として無生物的な存在である。この点は細菌との大きな違いである。細菌は原始的な生物でありながら、多くは自立生活を営んでいる。さらに同種または異種間で協調し、時に闘争しながら生活している。すなわち細菌間で何らかのコミュニケーションを行っている。これに反してウイルスは、同種はもとより異種のウイルス間でコミュニケーションをもつこともなく、生きた細胞に出会うと初めて生物としての本性を現す。

ウイルスの出会いは細胞に吸着して侵入する過程から始まる。ウイルスの吸着・侵入・増殖が可能な細胞がウイルス受容細胞、すなわち宿主細胞となる。この関係は偶発的に起こるのではなく、細胞表面のタンパク質から成る受容体に、ウイルス粒子表面のタンパク質の特定部分が立体的に結合可能のときに成立する（感染が成立する）。すなわち、ウイルスの感染は宿主細胞とのコミュニケーションによって進行する。

ポリオウイルスの例を見てみよう（図4・2）。ポリオウイルス粒子を電子顕微鏡で見ると球状に見えるが、実は正二十面体構造をしていて、その粒子表面のところどころに深い溝（キャニオン）があり、この部分に宿主の受容体がはまり込むようにして粒子は細胞表面に固定化（吸着）する。受容体は細胞表面に突起状物として存在し、その本体は糖タンパク質から成っていて、ポリオウイルスに対しては、細胞表面のCD155とよばれるタンパク質が対応する。細胞の表面は外部の情報をキャッチするために糖タンパク質で覆われているが、ポリオウイルスのキャニオンにぴたりとは

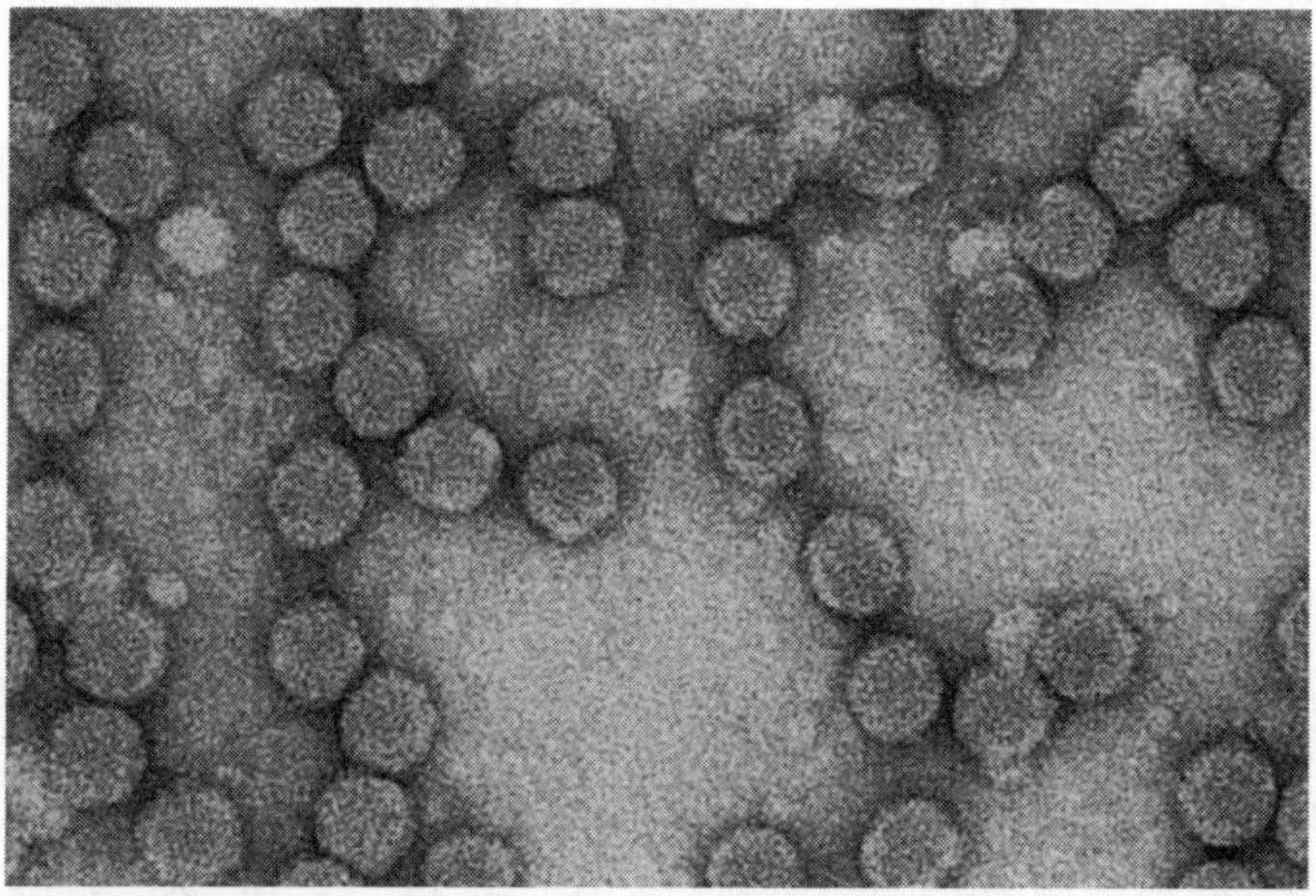

図4・2　ポリオウイルス（1型）の電子顕微鏡写真　400,000倍　日本ポリオ研究所所蔵

まり込む受容体をもっているのはヒトとサルの細胞だけである。確かに、自然界でポリオに感染するのはヒトとサルだけである。ちょうどその関係は、鍵と鍵穴の関係になぞらえることができる。

ウイルスのもつ鍵穴は、進化の過程でウイルスが宿主細胞から授かったもののようで、決まった鍵（受容体）にしか合わない。したがって、ウイルスと宿主の間に見られる鍵と鍵穴の関係は偶然ではなく、ウイルスが宿主に由来し、依存しなくてはならない必然の結果であると考えられている。

ウイルスはこうして細胞内に侵入すると、自身の遺伝子情報に基づいて、かつ細胞の核酸やタンパク質の合成系の助けを借りて増殖（複製）を開始することができる。増殖するということは生物に最も基本的な性質であるから、ウイルスはやはり生物であるということができる。そしてウイルスは細胞間を自由に飛び回ることができる代わりに、いったん細胞のかんぬきが開けられると細胞内の規律のもとに増殖することになる。

ヒトのウイルスは動物に由来

一九七〇年代、中央アフリカの熱帯雨林でリスに接触するサルやヒトに、痘瘡とよく似た病気が見られた。患者からウイルスを分離して調べてみると、モンキーポックスという痘瘡ウイルスにそっくりなウイルスが見つかった。

このウイルスと痘瘡ウイルスの遺伝子を解析してみると、お互いの遺伝子DNAの塩基置換数から推定すると、約百万年前に両ウイルスは枝分かれしたものと推定された。およそ百万年前に人類の祖先はアフリカに誕生し、六千年前には集団をつくり人々はナイル川を北上して文明都市エジプトを形成するようになり、痘瘡も一緒に移動したものと考えられている。三千年前に亡くなったラムセス五世の遺体にははっきりと痘瘡のあと（痘痕）が確認されている。

この地球上に哺乳類が出現したのはおよそ六千万年前のことであるが、最後に誕生したホモサピエンスはウシ、ヤギ、ブタなどを家畜として利用するようになり、動物のウイルスがヒトに感染するようになったと推定されている。ヒトに感染するウイルスの遺伝子を解析すると、必ず近縁のウイルスが動物に見つかる。はしかウイルスはヒトに固有なウイルスであるが、遺伝子の解析をすると、ウシなどの偶蹄（ぐうてい）類の牛疫という感染症やイヌのジステンパーとよく似ている。家畜との接触により動物のウイルスが種の壁を越えてヒトに感染するようになり、やがてヒトに適応してヒトのウイルスとなったものと推定できる。

このように、ヒト固有のウイルスとされるウイルスの遺伝子解析をしてみると、必ず近縁のウイルスが系統的にヒトに近い動物にみられる。エイズの原因であるHIVは二十世紀はじめにチンパンジーの近縁のウイルス（SIV）からヒトに広がり、もはやヒトのウイルスとなっている。SIVはチンパンジーが本来の宿主であり、ウイルスは増えても病気を示さない。HIVもヒトに適応するに従い性状も変化していくことが推測される。

ウイルスは生物界に普遍的にみられるので、ヒトが生物であるからにはウイルス感染から免れることはできない。動物由来の未知のウイルスは人獣共通ウイルスとして、またエマージングウイルスとして人類を悩ませ続けることになろう。それに対処するのには疫学に準拠した行動が重要となる。

ウイルスの侵入門戸

ウイルスの種類はたくさんあるが、侵入門戸は限られている。気道、消化管などの侵入経路のほかに、皮膚、結膜、生殖器などがあげられる。このほかに、蚊によって媒介されるウイルスのように皮膚の血管内に注入されることもあるが、たとえ新たなウイルスが出現したとしても、このいずれかを経由することになる。

気道感染についてみると、ウイルスの吸入によって上気道粘膜で感染が起こり、局所でウイルスの増殖が起こる。**インフルエンザウイルス**がその代表例であるが、そのほかにライノ、パラインフルエンザ、コロナ、アデノウイルスなどがかぜウイルスとして知られている。これらのウイルスの感染は上気道にとどまらず、気管支炎や肺炎をひき起こすことがある。一方、**はしか**、**水痘**、**風疹**、**ムンプス**（**おたふくかぜ**）**ウイルス**などは気道から侵入して局所で増えるが、ウイルスは血流にのって全身に感染は広がっていく。

気道感染を起こすウイルスのほとんどは、ウイルス粒子表面に脂質性の外皮膜をもち、気道表面の粘液や、粘液中のウイルス吸着阻止物質、繊毛運動などの障害物を乗り越えて細胞表面に到着する。さらに、外皮膜をもつウイルス表面にはスパイク状の突起があり、宿主細胞の受容体に吸着しやすいようにできている。

一方、消化器に感染するウイルスは口から入って、腸管粘膜で増える**ロタウイルス**、**ノロウイルス**、**アデノウイルス**があり、胃腸炎や嘔吐、下痢症の原因となる。そのほかに、**ポリオウイルス**を含むエンテロウイルスが七十種以上知られていて、これらのウイルスは口から入って咽頭周辺でも増えるが、一部は胃や十二指腸を通過して小腸粘膜やリンパ節で増える。そのために、胃酸や、十二指腸からの胆汁酸の界面活性作用やタンパク質分解酵素に打勝って増えなくてはならない。したがって、消化器に感染するウイルスは外皮膜をも

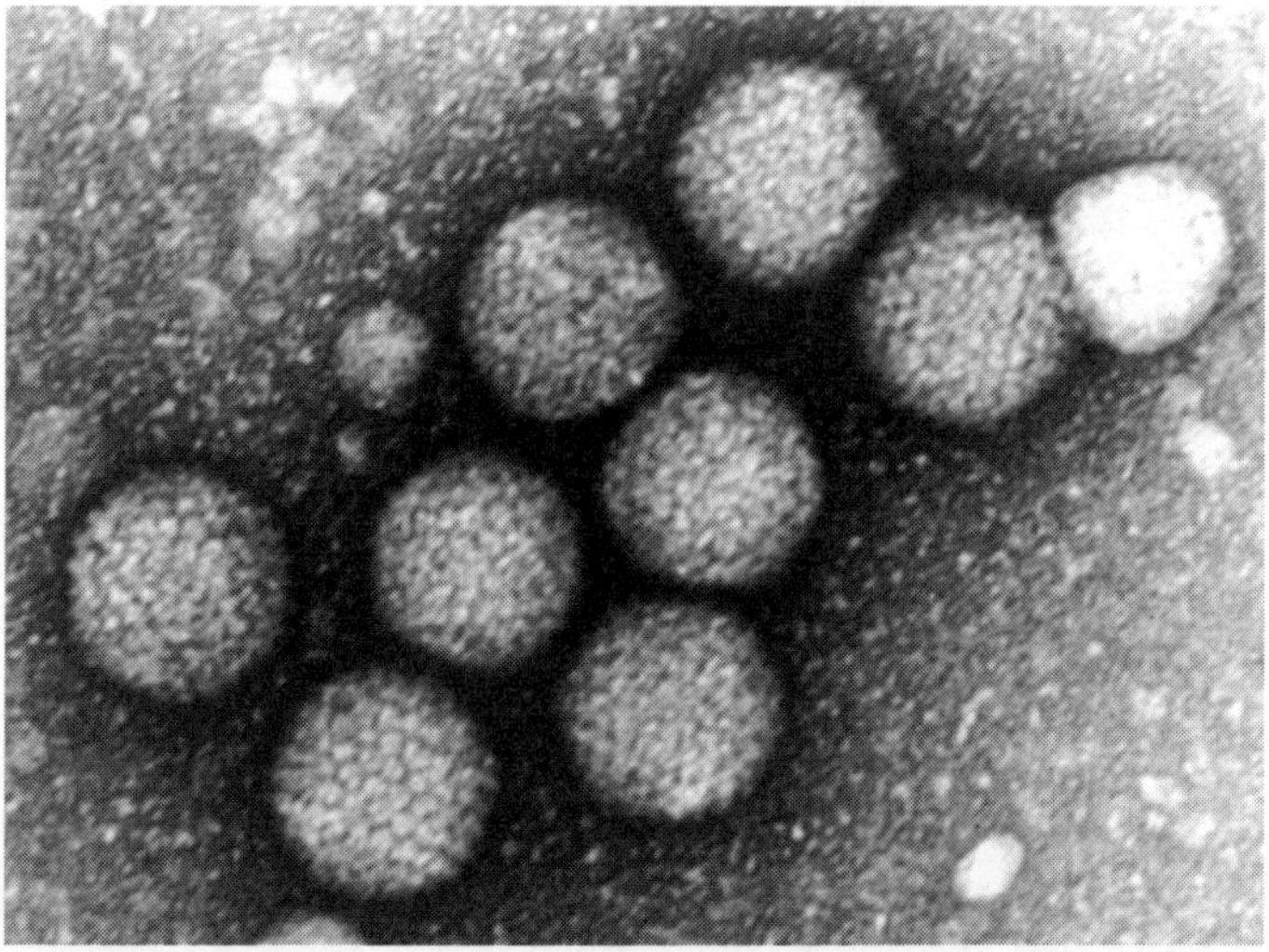

図4・3　アデノウイルス（3型）の電子顕微鏡写真　アデノウイルスは大きなファミリーから成り，1～47型が知られている．ウイルスは正二十面体構造をしていて，大きさは70～90ナノメートル．急性熱性疾患をひき起こし，型によって異なるが，急性咽頭炎やプール熱，流行性角結膜炎，胃腸炎などの原因となる．千葉県衛生研究所の提供による．

たず、外側は殻タンパク質（**カプシド**）に包まれて球形をしていて酸や熱、乾燥などにも強く、自然界でも下水道などで長時間安定であり、経口感染に適応している（図４・３）。

感染は個体から個体へと水平感染するのがおもなルートであるが、胎児が母親から感染を受けることがある。これを母子感染とか、**垂直感染**とよび、風疹、サイトメガロ、ＨＩＶ、Ｂ型肝炎ウイルスなどが知られている。

このように、ウイルスが標的組織に達するまでには、ナチュラルキラー細胞（七六ページ）や抗体の攻撃から逃れなくてはならない。したがっていずれのルートからの侵入でもウイルス量がある程度以上ないと感染は成立しないことがわかっている。そのため手洗いをよくする、帰宅してうがいをする、かぜの流行時には人ごみでマスクをするといったような行為は理にかなっているのである。

これまでみてきた侵入ルートはウイルスに専用のものではなく、細菌もこれらのルートから侵入する。しかし、侵入後、ウイルスが細胞に入っていく過程はつぎに述べるようにきわめて特徴的である。

細胞内侵入

ウイルスは細胞外ではブラウン運動をする単なる微粒子にすぎない。多くのウイルスの感染は、前述したようにまず、ウイルスが細胞表面の受容体に吸着・固定化された後、細胞の高分子物質を取込むルートに乗って（**エンドサイトーシス**）細胞質内に取込まれることから始まる。

　多くのウイルス粒子は、細胞表面で細胞質膜から成るエンドソームとよばれる小胞に取囲まれて細胞質内へと送られる。その途上、エンドソームはほかの小胞（リソソーム）との融合を起こしながら、リソソーム内でウイルス粒子の表面の分解が始まる。リソソーム内はＰＨがきわめて低く、かつ、タンパク質分解酵素などがあり異物処理をする小胞であるので、ウイルス粒子の形態は崩れ、ウイルス核酸はリソソーム膜の外（細胞質内）に放出される。そこ（細胞質内）でＲＮＡウイルスのほとんどは増殖が始まる（図４・４）。核内で増殖するＤＮＡウイルスはさらに、核膜の吸着受容体を通って核内に運ばれる。

　このように動物ウイルスが細胞に侵入するメカニズムは、オタマジャクシのような格好をしたバクテリオ

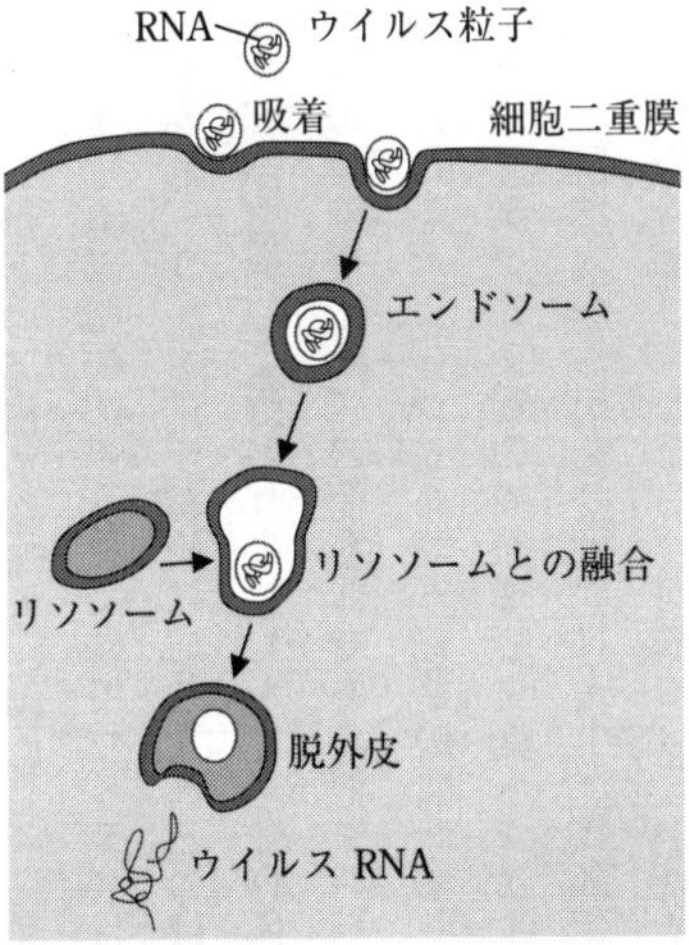

図4・4　ポリオウイルスの細胞内への侵入過程　ウイルスが細胞の受容体に吸着固定すると，その部分の細胞膜がくびれてウイルスを含むエンドソームが形成される．エンドソームは細胞の飲み込み（エンドサイトーシス）過程に従ってリソソームと融合を起こし，リソソーム内のタンパク質分解酵素の作用でウイルス粒子は分解され，ウイルス RNA は細胞質内に脱出する（脱外皮）．ウイルス RNA はメッセンジャー活性をもつので近くのリボソームによって翻訳が始まる．

ファージがその尾部を細菌壁に固定して核酸（ゲノム）を直接細菌体内に注入するのとは異なり、あくまでも細胞側の働きによってウイルスは受動的に取込まれるのである。

しかし、ウイルスが細胞に取込まれるのは偶然のチャンスによるのではなく、常に細胞表面の吸着受容体を介して行われる。しかし、受容体さえあれば感染が成立するというわけではない。インフルエンザウイルスの受容体である糖タンパク質は体内に広く分布するが、感染は上気道の上皮細胞で起こる。このウイルスが細胞膜に吸着して細胞内に取込まれるためには、ウイルス粒子表面のスパイクタンパク質の赤血球凝集素へマグルチニン（HA）が、細胞表面に存在する微量のタンパク質分解酵素の作用を受けてHA1とHA2に分割されなくてはならない。分割を受けて初めて細胞膜に吸着が可能となる。同様にはしかウイルスのスパイクタンパク質（F）も、細胞側のタンパク質分解酵素によって分割され、修飾を受けて受容され、初めてウイルスは細胞内に取込まれる。

このように、宿主のもつ微量のタンパク質分解酵素は、細胞表面の吸着受容体と共に、多くのウイルスの感染に必須であり、宿主側の酵素の有無がウイルスの組織特異性を規定する因子の一つとなる。

ウイルスは宿主細胞機能を使って増殖する

ウイルスは遺伝子である核酸を芯にしてまわりをタンパク質で包まれているが、細胞に感染するとウイルスの核酸は転写・翻訳されて子孫ウイルスの生産が始まる。したがってウイルスの核酸をカセットのテープにたとえると、宿主となる細胞はテープを再生するカセットデッキにたとえることができる。テープにはすべての生物に共通のA、T（またはU）、G、C四文字を使って情報が書かれていて、その解読もまた共通なデジタル方式が採用されている。そのためウイルスのカセットテープは宿主細胞のカセットデッキを使って再生することも、またダビングすることもできる。

しかし、単なるテープとカセットの関係とは異なり、ウイルスのテープが解読されダビングされるためには、実は細胞側の多数のタンパク質などの助けが必要である。テープの内容（ウイルスゲノムにコードされたタンパク質）と、カセットの再生を可能にする機能（宿主由来のタンパク質）の間の複雑な相互作用がうまくいかなくてはならない。整合性が整うと、細胞はウイルスのテープと細胞自身のテープの区別なく（いずれもATGCで書かれているので）解読とダビングを始める。そのために、ウイルスの増殖と宿主細胞の正常性維持との間に葛藤が始まることになる。

ウイルスのテープは細胞のものに比べると比較にならないほど短いので、短時間のうちに繰返し再生される。ウイルスのテープにはウイルス粒子をつくるのに必要なタンパク質の設計図が載っているので、細胞のカセットデッキはウイルスの設計図を解読して、タンパク質合成工場でウイルス用タンパク質の量産を始める。

そのために宿主細胞は自身のテープの解読とダビングに支障をきたし、必要なタンパク質の調達ができなくなって正常性を失い、機能に破綻をきたす。ウイルスのタンパク質が量産される一方で、ウイルスのテープのダビングも進み、大量の子ウイルス用のテープができてしまう。そのため、ウイルスのテープの再生が進むにつれて、感染を受けた細胞の情報伝達系にウイルス由来の情報の混信が起こる。その結果、細胞に変調が出現して、やがて崩壊する。崩壊した細胞から外に出た多数の子ウイルスは、蜘蛛の子を散らしたようにして周りの細胞へと感染していく。

宿主細胞はウイルスの増殖を一方的に助けるわけではなく、反対にインターフェロンやサイトカイン（七一ページ）などのタンパク質を産生してまわりの細胞や免疫細胞に緊急事態を知らせ、ウイルスの増殖を阻止するような働きを開始する。ウイルス感染によってウイルスと宿主細胞の戦いが始まることになる。

このような感染はポリオやインフルエンザ、脳炎のように急性の壊死感染を起こすウイルスの例であるが、後からわかるようにヘルペスウイルスのように感染後、生体内に長く潜伏してときどき病変をひき起こすものや、腫瘍ウイルスのように細胞の異常増殖をひき起こすものがある。そのためにウイルスの宿主細胞への働きかけはまことに多彩であるといえる。

ウイルスの病原性

ウイルスは細胞外にあっては無生物としての存在で、生物としての活性を示さないことを述べてきた。宿主細胞に取込まれて初めて、それ自身の核酸（ゲノム＝遺伝情報の入っているカセットテープになぞらえる）が宿主（カセットデッキの役目）に読み取られて、ウイルスの構成成分であるタンパク質と核酸が合成される。こうしてウイルスは宿主細胞内でのみ増殖することができるのである。そして、感染によって増殖する子孫ウイルスは宿主のあり合わせのタンパク質を使ってつくられるのではなく、ウイルスのゲノムの設計図をもとに、宿主細胞が仕立て職人となってウイルスのためのタンパク質をオーダーメイド品として仕立てる。そのため毒素などをつくらせて仕立て職人である宿主細胞をいきなり（感染直後に）殺すような設計は成り立たない。この点は細菌の毒素などとは異なる。大腸菌Ｏ１５７のヴェーロ毒素は細胞内に入るとすぐに細胞のタンパク質合成機能を破壊する。その代わりに、毒素は増えることはないのだが。

ウイルスが宿主細胞に依存しながら共に進化してきたことから考えると、ウイルスの立場は細菌と著しく異なることが理解されよう。多くの細菌は細菌細胞として自然界で自活できる存在であるのに比べると、ウイルスは宿主細胞に「おんぶにだっこ」してもらわなくては増えることができないので、基本的戦略は細胞にダメージを与えることではなく、ウイルス自身が宿主細胞内でよりよく増えることである。

しかし、ウイルス感染によって宿主細胞がダメージを被り、ときに激しい細胞破壊が起こるのは事実である。細胞レベルの破壊が生体の病気に反映されているのもはっきりしている。肝炎ウイルスによる肝細胞の破壊が肝機能を低下させ、肝炎のもととなる。脳炎ウイルスによる脳細胞の破壊が脳炎をひき起こすことは明白であるから、これらをウイルスの病原力（病原性）としてとらえることができる。すなわち、ウイルスの病原性とは、ウイルス感染に結果する宿主側の不具合（症状）のことであり、その症状は感染細胞の病変に起因する。

インフルエンザやポリオのように急性感染症をひき起こすRNAウイルスが細胞内で増殖を開始すると、子孫ウイルス用のタンパク質の量産が始まるので、宿主細胞自身のタンパク質の生産は相対的に減少する。そればかりではなく、ポリオウイルスの場合にはウイルスのタンパク質の合成が盛んになると、そのうちの一つが宿主のタンパク質の合成を阻害するように働くので、宿主細胞自身のタンパク質合成は急速に低下する。すると、その影響は細胞の諸機能に悪影響を及ぼすが、なかでも発電機能をつかさどるミトコンドリアの機能低下は深刻で、宿主にATPによるエネルギーの供給ができなくなってしまう。そのために、細胞膜の浸透圧を調整するポンプが働かなくなり、水がたまって膨潤してくる。同時に細胞内小器官も破壊され、さまざまな分解酵素が漏れ出して、細胞質の分解が始まり、細胞膜は破れ、細胞内容物が流れ出す（図4・5）。これが急性に経過する**壊死**（えし）（または崩壊）**感染**とよばれる病変である。

こんな壊死が気道上皮に起こっても、感染が終息するとやがて上皮細胞が新生されて完全に回復するが、ポリオウイルスや脳炎ウイルスによって神経細胞に壊死が起こると回復は困難となり、後遺症を残すことになる。

しかしウイルスによる病原性はウイルスと宿主との相互作用に起因するものであるから、宿主側の要因も感染の成否から病状の重症度、予後などに大きく作用することは明らかである。特に、慢性疾患やウイルスによる発がんなどには宿主の遺伝的な背景や免疫的背景が大きく影響する。

ヒトヘルペスウイルスに属するエプスタイン・バーウイルス（EBウイルス、発見者のアンソニー＝エプスタインとイヴォンヌ＝バーの二人の名前に由来する）は世界中に広く分布している。ウイルスは健康者の唾液中に排泄されるのでほとんどの者は幼児期に不顕性感染を受けて（日本人では八〇〜九〇％）、生涯を通して生体内に潜んでいる。思春期以後に初感染すると、伝染性単核症を発症し、発熱、咽頭痛、頸部リンパ節腫脹などかぜ様の症状（伝染性単核症）を起こす。このとき、末梢血液中にはEBウイルス陽性のトランスフォームされたBリンパ球が多数出現して、このような症状が現れるが、健常人ではまもなくキラーTリンパ球によってトランスフォームされたBリンパ球は排除されて治癒する。

さらに、感染を防御する免疫系が病原性の発現や感染の経過に大きく関与することもよく知られている。肝炎ウイルスとエボラウイ

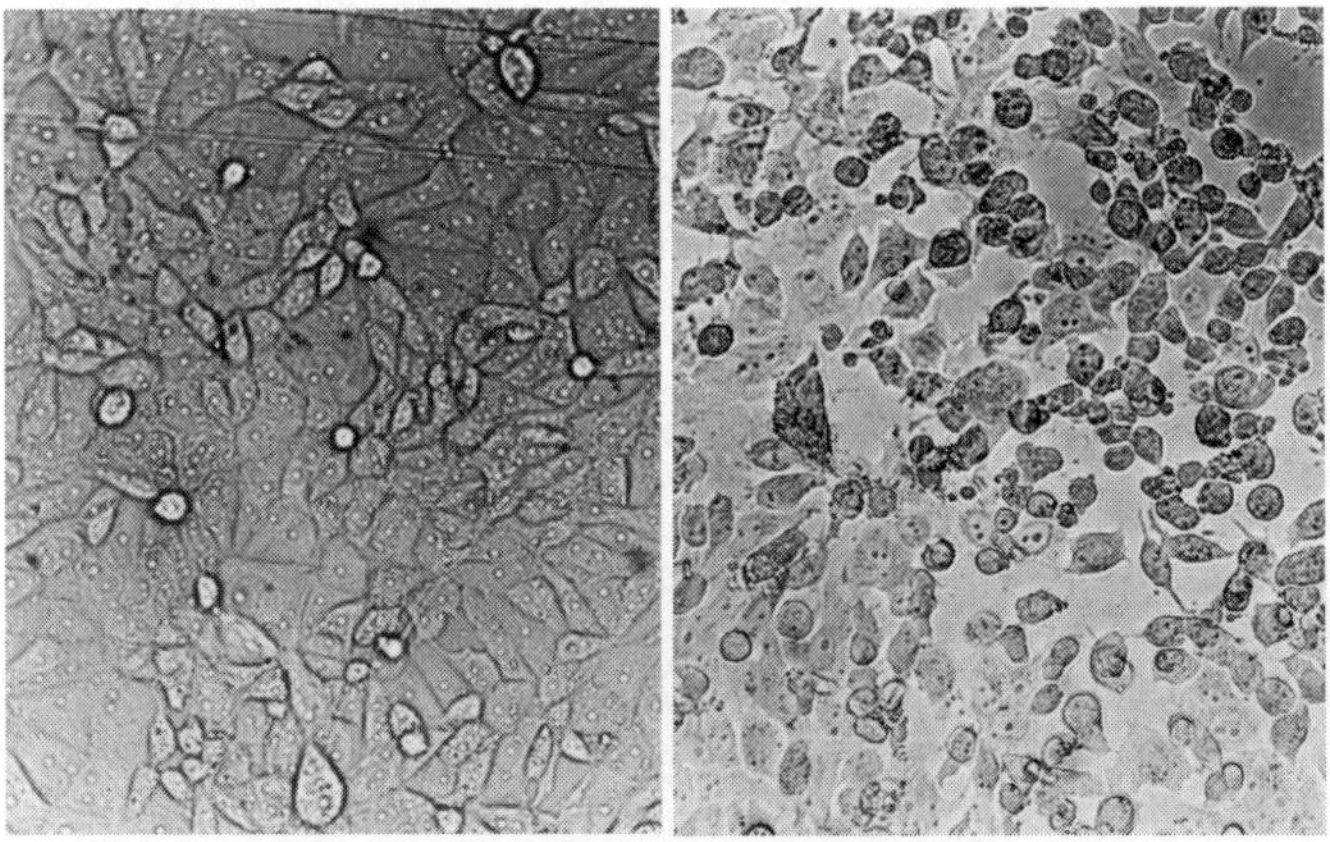

図4・5　ポリオウイルスによる細胞の病変　右：ポリオウイルス感染3日目に観察されるサル腎培養細胞の病変で，細胞の円形化，細胞膜の肥厚，崩壊が目立つ．左は非感染のサル腎培養細胞（対照）．日本ポリオ研究所提供．

ルス感染についてみてみよう。

肝炎ウイルスは肝臓の実質細胞に感染を起こす。これを察知したキラーTリンパ球が感染肝細胞を破壊して感染の拡大を食い止め、やがて抗体ができてウイルスは体内から排除され急性肝炎から回復する。ところが、急激にしかも広範囲にキラーTリンパ球による破壊が進むと肝機能がダウンして劇症肝炎となる。リンパ球がウイルス感染細胞を破壊して感染を食い止め生体を守ろうとする行為が強く働きすぎるとかえって病変を悪化させる。後述のアポトーシスによる感染細胞の崩壊もこの範疇に入る。

エボラ出血熱はエボラウイルスによってひき起こされ、高熱と全身の出血、血管内血液凝固などで、死亡率は五〇~九〇%に達する。ウイルスはいろいろな細胞で増殖するが、特に血液中のマクロファージや単球に感染して増殖する。その際、これらの細胞でウイルス粒子の表面を構成する糖タンパク質の合成が始まると、それが引き金となって細胞傷害性に働くサイトカインが大量に放出され、そのシグナルを受取った毛細血管内皮細胞や肝細胞が崩壊して激しい出血を起こし、ショック死を招く。細胞間の正常性の維持にあずかるはずのサイトカインが、エボラでは症状を増悪する方向へと誘導することになる。

ウイルスのタンパク質が毒素として働く例もないことはない。小児下痢症の原因ウイルスとして知られているロタウイルスではウイルスのタンパク質の一つ（NSP4）が小腸粘膜の細胞を破壊する作用のあることがわかっている。このタンパク質は粒子をつくるために細胞内のカルシウムイオン濃度を上げる作用があり、その上昇は粒子形成の促進と安定化に好都合であるが、細胞にとっては傷害となる。しかし、このタンパク質が細胞毒性を発揮するのはウイルス増殖の最終段階である。そのため細胞破壊が起こり、大量のウイルス粒子は激しい下痢便と共に効果的に拡散される。この驚嘆に値するほどのウイルスの合目的性は、NSP4遺伝子が進化の文脈のなかで獲得されたためであろう。

ウイルス感染とアポトーシス

ポリオウイルスやインフルエンザウイルスのように宿主細胞の壊死をひき起こす壊死（崩壊）感染のほかに、はしかウイルスやHIV感染にみられるように感染細胞自身が死を選んで、感染の波及を食い止めようとする**アポトーシス**という現象が知られている。

アポトーシスによって細胞が死ぬときには、細胞全体が縮小してくるのが特徴で、壊死のときに比べると細胞内小器官の変性は少なく、細胞が膨れ上がって内容物が流れ出すようなことはない。アポトーシスで際立った特徴は、核内に著しい変化が起こることで、DNAは断片化して核膜周辺に凝縮してしまう。こうして縮小した細胞はやがて断片化して大小の塊（アポトーシス小体）となる。アポトーシス小体は近くのマクロファージなどによって貪食処理されるので、細菌感染のときのような炎症はみられない。

いったい、なぜ細胞はこのように自殺行為ともいうべきことを行うのであろうか？

ヒトのように多細胞生物の細胞は単細胞生物である細菌と異なり、個体内では隣近所の細胞との間で調和を保って生きている。だからこそ、組織や臓器は一定の形と機能を保持することができるわけである。この調和は細胞内外のさまざまな情報によって維持されていて、調和を乱すような細胞には「死」の情報が送られる。その情報が核内に伝達されるとアポトーシス関連のタンパク質が活動を開始して、最終的にはDNA自身の凝縮と切断をひき起こす。すなわち「遺伝子情報による積極的な死＝自死」である。「死の仕組み」が解明されるにつれ、死が生にとっていかに大事であるかが理解されるようになった。

細胞は時々刻々変化する外部環境からの情報を細胞表面の受容体を通してキャッチしている。情報源としてはサイトカイン、ホルモン、ウイルス、毒素などがあり、これらは細胞表面の特定の受容体によって受信され、そのうちのあるものはアポトーシスシグナルとして細胞内に伝えられる。ウイルス感染によってアポトーシスは促進されたり、抑制されたりすることがわかっているが、ここでは促進される場合を見てみよう。

アポトーシスのシグナルは**Fas**や**TNF**（**腫瘍壊死因子**）受容体とよばれる細胞膜上に存在する特異的なタンパク質を介して細胞内に入る。そのシグナルを受容体の内側のアダプター分子とカスパーゼ-8（タンパク質分解酵素）とが一緒になって受取り、その下流のカスパーゼ（哺乳類では十四種知られている）をつぎつぎと活性化することによって短時間のうちにアポトーシスシグナルが細胞内に伝わる。

最終的に活性化したカスパーゼによって細胞を構築しているタンパク質（細胞骨格など）の分解が始まり、細胞形態の崩壊が起こる。さらに、カスパーゼによって活性化されたDNA分解酵素が核内に入っていき、DNAはクロマチンの基本構造であるヌクレオソーム単位に切断される（DNAはヒストンとよばれるタンパク質に取囲まれて核内に存在するが、DNAとヒストンの結合体をクロマチンという）。

RNAワールド

前述したように、ウイルスごとに宿主域（感染可能な動物種）が決まっているのは偶然なことではなく、ウイルスが宿主に受容され、導入されてウイルス―宿主関係が成立することから、ウイルスは宿主と共に進化してきたことが強く示唆されている。そのために、ウイルスの起源は細胞にあり、細胞から派生したと考えられている。

ところが近年、ウイルスは生命の誕生と深くかかわりをもつのではないかとの考えが生まれてきた。

地球が誕生して四十五億年といわれているが、三十五億年ほど前にはDNAをもつ細菌が存在していたことがわかっている。おそらく、地球誕生からこのDNAをもつ細菌が出現するまでの間に、きわめて原始的な生物のかけらとでもよばれるような自己複製分子が誕生したのではないかと考えられている。それは地球が誕生してから数億年後から五億〜六億年の間のことで、DNAもタンパク質もまだ存在しなくて、短いRNA分子から成る**RNAワールド**（世界）とよばれる期間があったに違いないと考えられている。

そんな証拠になるような事実が最近わかってきた。ある種のRNA分子は自身が鋳型になって、しかもRNAを合成することができるRNA合成酵素活性をもつという二役を演じることができる。しかし、コピー効率は悪く、誤りの多いものであった。そのためにかえって多様化が進んだとも考えられている。実際そのような酵素様活性を帯びたRNA分子が、原生動物や大腸菌に分子化石のようにして現存する。

さらに、RNAが先で、DNAが後につくられたとみられる足跡をDNA合成の前駆物質に見ることができる。DNA合成の前駆物質はすべてRNA合成の前駆物質を材料にしてつくられる。すなわち、RNAの前駆物質であるリボヌクレオシド二リン酸からその還元酵素によってチオレドキシンの存在下で還元されてデオキシリボヌクレオシド二リン酸がつくられる。さらにデオキシリボヌクレオシド三リン酸に変えられてDNA合成の前駆物質となる。

こうして、三十五億年ほど前から遺伝子としてRNAからDNAをもつ**DNAワールド**に移行してきたのではないかとの見方が優勢である。DNA分子の方がアルカリや、熱、紫外線などに強く、かつ、二重らせん構造をとることができるので安定化し、巨大分子として複製することができることになる。そのため遺伝子としてはDNAの方がRNAよりはるかに有利である。実際、地球上で生物が繁栄できたのは遺伝子としてDNA分子をもったためである。そのためにはRNAワールドから現在のDNAワールドへの変換が起こったことになる。

逆転写酵素をもつレトロウイルス

RNAワールドからDNAワールドへの転換は、RNAを鋳型にしてDNAを合成することのできる酵素によって可能となる。

実際にそのような酵素が見つかり、**逆転写酵素**とよばれることになった。どうして逆転写酵素とよぶかというと、現在、すべての生物での遺伝情報はDNA→RNA→タンパク質の方向に向かっているので、この様式が**セントラルドグマ**（中心教義）として考えられている。これに対して逆転写酵素はRNA→DNAへと逆向きの転写をひき起こす酵素という意味からである。こんな酵素が一九七〇年に、腫瘍を起こすRNAウイルスで実際に見つかったのだ。それと同時にセントラルドグマは崩れたといってもよかろう（図4・6）。

ハワード゠テミンは、大学院生としてカリフォルニア工科大学でニワトリに肉腫をつくるラウス肉腫ウイルスの研究をしていた。このウイルスはRNAを遺伝子としてもつRNAウイルスであるが細胞に感染した後、細胞を破壊することなく細胞内に長く留まり腫瘍を形成させる。彼は「RNAウイルスでありながらウイルスの遺伝子RNAがDNAに変換されるためではないか」と、考えるようになった。当時、腫瘍ウイルスとして知られていたのはDNAを遺伝子にもつSV40やパピローマウイルスだけであった。

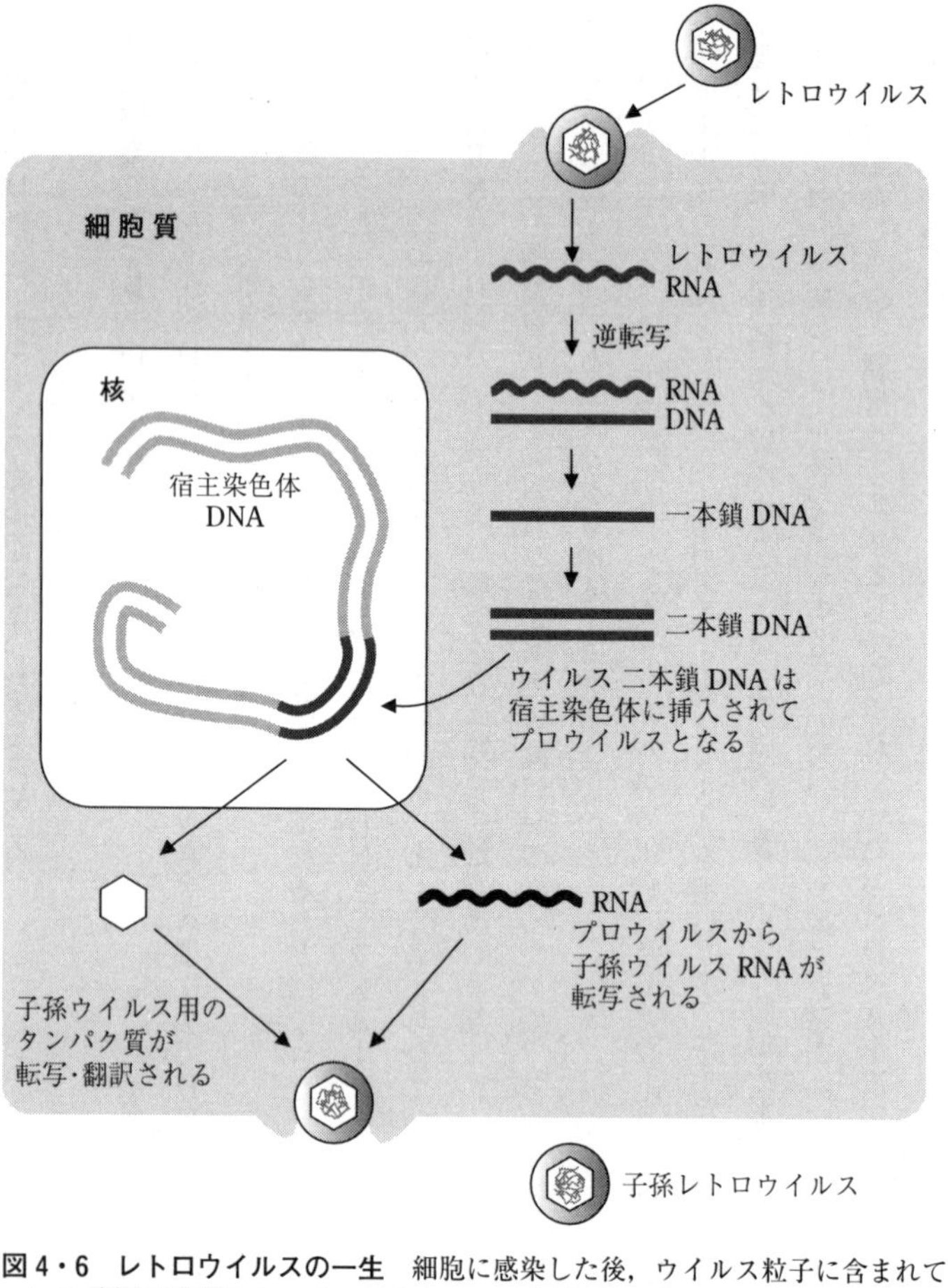

図 4・6 レトロウイルスの一生 細胞に感染した後，ウイルス粒子に含まれている逆転写酵素によって，ウイルスの一本鎖 RNA は RNA/DNA，さらに一本鎖 DNA を経て二本鎖 DNA がつくられる．二本鎖 DNA は核内に運ばれ，染色体 DNA に挿入されてプロウイルスとなる．プロウイルスは細胞のがん化に関与し，かつ，プロウイルスから転写と翻訳により子孫ウイルスが産生される．

テミンはウィスコンシン大学に奉職してからもこの考えをもち続け、ラウス肉腫ウイルスは感染した細胞内でRNA→DNAの経過をたどると固く信じていた。一九七〇年当時は前述のように、DNA→RNAへの転写しか知られていなかったので、逆向きの転写の発想は奇想天外のこととして、一時、テミンはクレイジー扱いを受ける羽目になった。

当時、テミンの話に興味をもったデヴィッド＝ボルチモアはマサチューセッツ工科大学（MIT）でポリオウイルスの研究をしていた。ボルチモアは、バージニア大学でドクターコースを終えて彼の研究室に入ってきて、まもなく結婚することになったアリス＝ファンから不思議な話を聞く。ファンが研究してきた家畜のVSVとよばれるウイルスはRNAウイルスであるが、ポリオウイルスなどと違って、ウイルス粒子内にRNAからRNAを転写（コピー）する酵素を含んでいるという。

ボルチモアはすぐにひらめいて、「RNAウイルスの仲間には、粒子内にコピー酵素を含んでいるものがあるのなら、テミンが言うようにRNA腫瘍ウイルスは粒子中に、RNA→DNA転写酵素を含んでいるのかも知れない」との考えをもつようになった。ウイルス粒子をたくさん集めて調べれば簡単にその酵素を手にすることができるかもしれない！　すぐに実行にとりかかり、ボルチモアはニワトリ白血病ウイルス粒子の中には、RNAを鋳型にしてDNAを合成する、RNA→DNAコピー酵素が存在することを発見する。時を同じくして、テミンも日本人研究者、水谷　哲（さとし）の助を受けてラウス肉腫ウイルス粒子内にRNA→DNAコピー酵素を発見する。

この業績に対してボルチモアとテミン、そして腫瘍ウイルスの腫瘍原性に貢献したレナト゠ダルベッコに、一九七五年ノーベル賞が与えられた。

こうして、RNA→DNA変換酵素は発見され、やがて、前述したように**逆転写酵素**（reverse transcriptase）とよばれるようになった。そして、この酵素をもつウイルスを**レトロウイルス**（retrovirus）と命名した。この科のウイルスは自然界では大きなファミリーを成していて、動物に腫瘍を起こすRNA腫瘍ウイルスとしてたくさん知られている。ヒトでは成人T細胞白血病の原因ウイルスのほかに、エイズの原因となるHIVもレトロウイルスの仲間である（図4・7）。

逆転写酵素の存在はちょうど、爬虫類から鳥類への進化の過程で始祖鳥がいたように、RNAワールド時代に逆転写酵素が誕生しDNAワールドへの転換が可能になったとみることができる。DNAワールドではいらなくなったこの酵素は、始祖鳥の例とは違って、化石とならずにレトロウイルスの中で現在も活躍しているのである。

レトロウイルスは遺伝子の運び屋

レトロウイルス自身はRNAを遺伝子としてもつRNAウイルスであるが、細胞に感染すると、ウイルスRNAはウイルスのもつ逆転写酵素の作用でDNAに転写され、しかも細胞の染色体DNAにもぐりこんで（挿入されて）、細胞の染色体DNAの一部となってしまう。この状態のDNAを**プロウイルス**とよぶ。

染色体に挿入されたプロウイルスを鋳型にして、宿主の核の中にあるDNA依存RNA合成酵素の作用で、レトロウイルスは親とまったく同じRNAウイルスが複製される。これがレトロウイルスの自然生態である。

レトロウイルスは、**LTR**（long terminal repeat）とよばれる特定の繰返し配列を両端にもっていて、このLTRの間にはさまれたレトロウイルスの遺伝子をそっくり宿主の染色体に挿入することが可能である。その際に、宿主の遺伝子との間で組換えが起こることがあるので、ちょうど細菌に存在するトランスポゾンが細菌の間で遺伝子を持ち運ぶように、レトロウイルスは宿主間での遺伝子の授受に関与していて、生物の進化に大

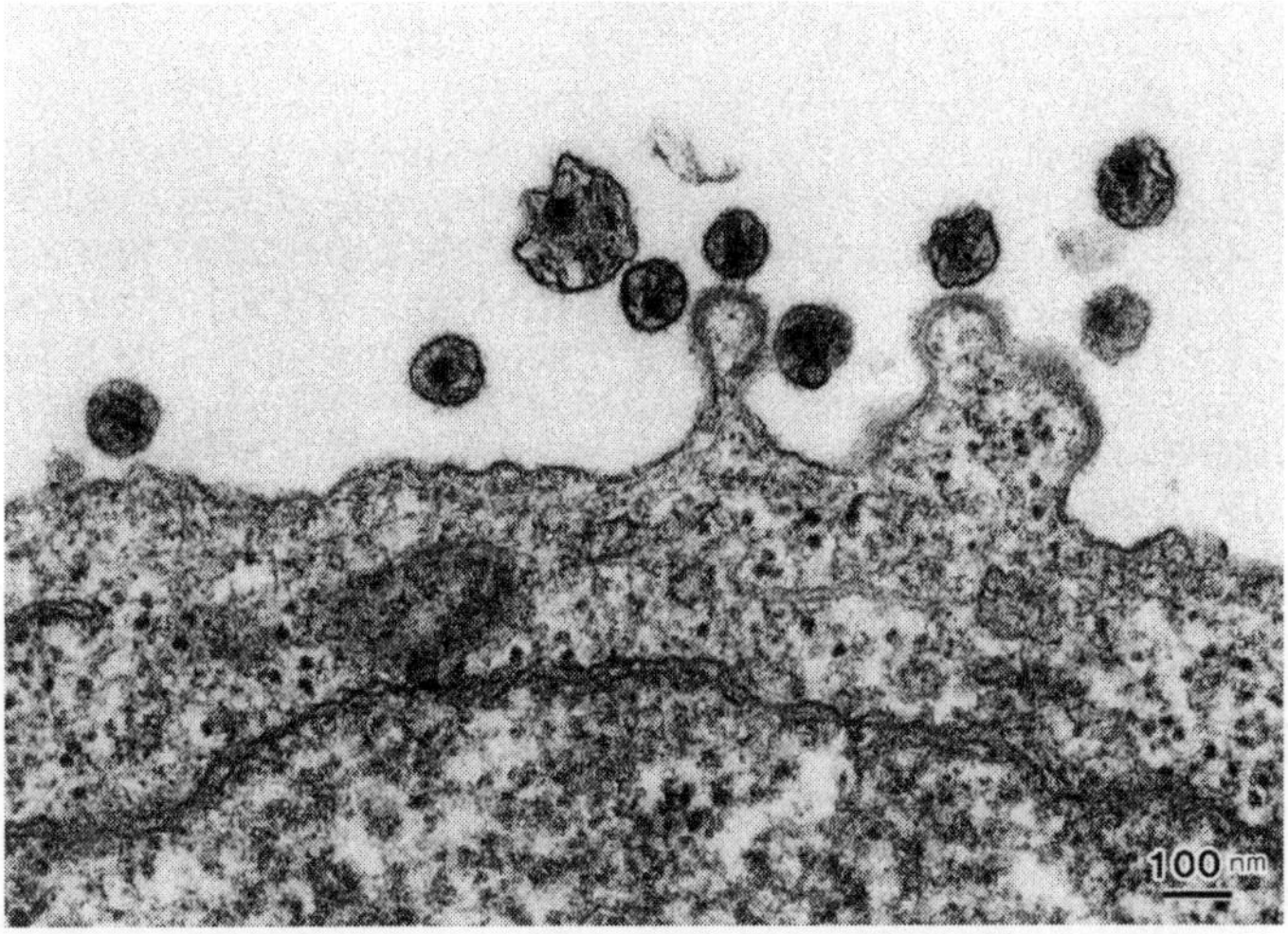

図4・7　HIVの電子顕微鏡写真　感染細胞表面からHIVが出芽（budding）によって細胞外に出る様子．国立感染症研究所提供

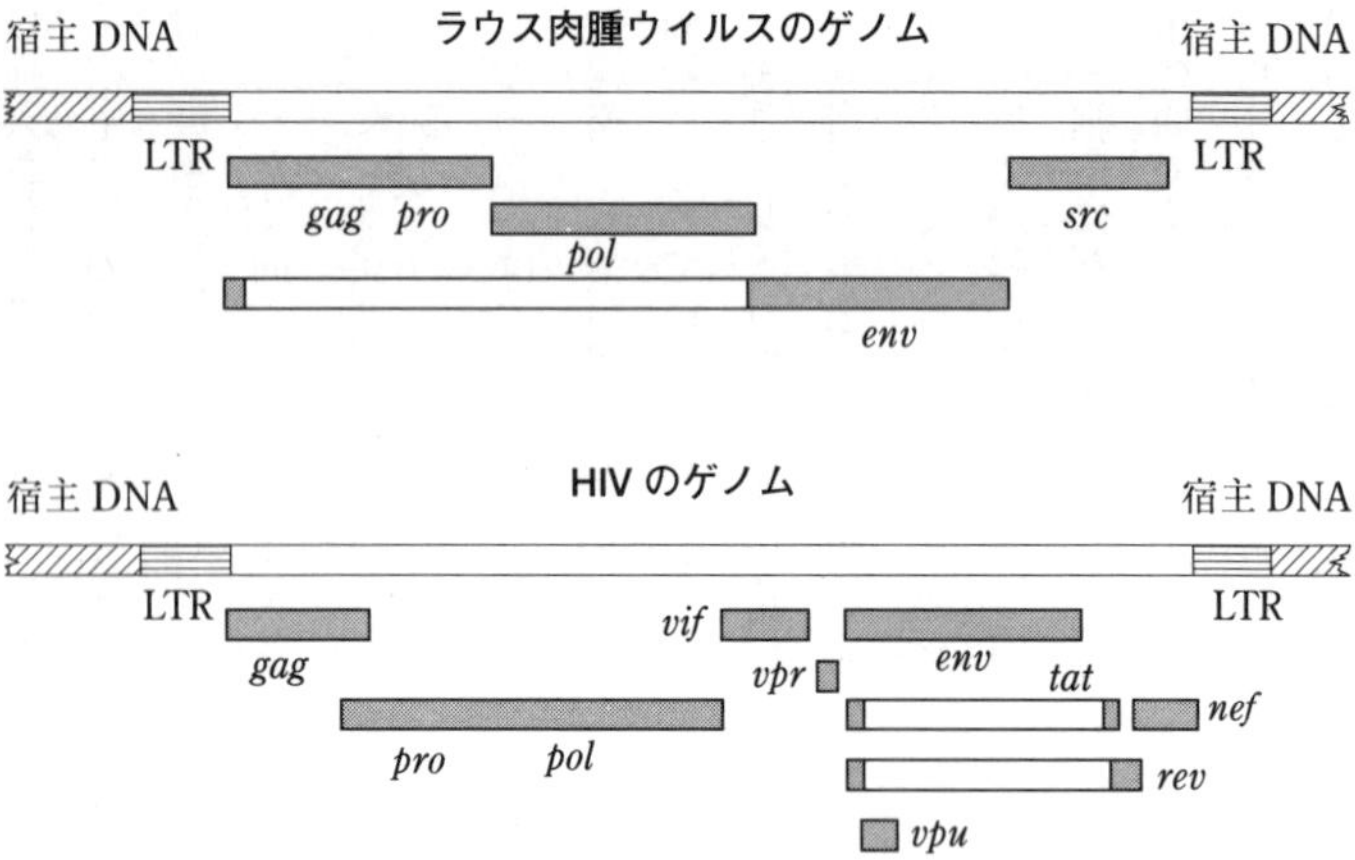

図 4・8　レトロウイルスのゲノム　宿主細胞の染色体に挿入されたラウス肉腫ウイルスと HIV のゲノムのコード領域を灰色で，ウイルスゲノムに接続する宿主 DNA を斜線で示す．ウイルスのゲノムの両末端には繰返し配列をもつ LTR（long terminal repeat）領域がある（横縞）．自然界のレトロウイルスのゲノムはウイルス粒子のカプシドなど内部タンパク質をコードする *gag* 遺伝子，タンパク質分解酵素および逆転写酵素をコードする *pro pol* 遺伝子と，粒子表面の外皮膜タンパク質をコードする *env* 遺伝子から成っている．ラウス肉腫ウイルスはさらにがん遺伝子 *src* をもつ．

HIV は，*gag, pro, pol, env* 遺伝子以外にアクセサリー遺伝子として，*vif, vpr, tat, nef, rev, vpu* をもつのが特徴である．これらの遺伝子産物は，複雑な mRNA のスプライシングによってつくられる．これらの遺伝子産物のうち，*tat* は LTR に働いて転写活性を高め，*rev* タンパク質は粒子タンパク質の発現を高める機能がある．そのほかのアクセサリー遺伝子産物の機能は十分には解明されていないが，ウイルスの増殖や免疫系の抑制に働き，病状の発現に関与していると考えられている．（Coffin *et al*, 1997 より引用，改変）

きな貢献をしてきたと考えられている。実際に、ヒトゲノムの中にもレトロウイルスに特徴的な繰返し配列と思われる配列が全ゲノムにわたって見つかっている（図４・８）。

レトロウイルスは腫瘍ウイルスとして知られている。テミンが研究していたニワトリ肉腫ウイルスは**v**－*src*とよばれる**がん遺伝子**（**オンコジーン**）をもっているためにニワトリに肉腫をつくることがわかっている。驚くことに、ニワトリの正常細胞のＤＮＡ中に、この**v**－*src*遺伝子にそっくりな遺伝子（**c**－*src*）のあることがわかった。その後、レトロウイルスのもつがん遺伝子がつぎつぎに発見され、いまでは三十種以上（総称して**v**－*onc*とよぶ）が知られている。それらはみな正常細胞中に対応する遺伝子（**c**－*onc*）があり、それらの遺伝子によってつくられるタンパク質は、細胞の増殖や分裂に重要な役目を果たしているものばかりである。

レトロウイルスは宿主細胞の増殖を盛んにして増殖し続ける細胞――がん細胞――にするのにがん遺伝子（**v**－*onc*）をもつようになった。レトロウイルスの**v**－*onc*の源はレトロウイルスが宿主細胞中で増殖中に、細胞の**c**－*onc*をウイルスの遺伝子中に取込んだもので、やがてレトロウイルスの中で**c**－*onc*に変異が起こり、がん遺伝子（**v**－*onc*）になってしまったことがわかっている。

レトロウイルスの遺伝子を持ち運ぶ性質は細菌間でプラスミドを介して遺伝子の交換が行われるのとよく似た現象である。このようなレトロウイルスの遺伝子の運び屋（ベクター）としての性質を利用して、組換え技術が誕生し、この技術によって特定の遺伝子をＬＴＲの間に挿入して遺伝子治療に応用している。

第5章　病原体vs知性

ＰＣＲの発明

ＤＮＡはＡ、Ｔ、Ｇ、Ｃの四種の塩基が連なった二本の鎖状の長い分子からできていて、特徴は二本の鎖がよじれて二重らせん構造をしていることである。二本鎖は塩基の分子間の弱い化学結合によって二重らせん状になっているので、複製（コピー）するときには二本の鎖はまずジッパーを外すときのようにほどけながら二本鎖とも鋳型となって、それぞれの鎖に見合った新しい鎖が新生され、鋳型となった鎖と新生された鎖とが対となり新たな二重らせんのコピーが二セットできあがる。これが細胞の核の中で細胞分裂に先立って起こるＤＮＡの複製である。

試験管の中でＤＮＡを簡単に複製させることができるようにしたのがこれから述べる**ＰＣＲ（法）**である。増やしたいと思う二本鎖ＤＮＡに熱を加えて一本ずつにする。ついで、それぞれの鎖に、**プライマー**とよばれる短いヌクレオチド鎖をつけて、四種のヌクレオチド（Ａ、Ｔ、Ｇ、Ｃ）と**ＤＮＡ合成酵素**を入れると、プライマーを始点として鋳型のＤＮＡに沿って新しいＤＮＡ鎖ができてくる。できあがった二本鎖ＤＮＡに再び熱を加えて一本鎖ＤＮＡにしてから合成酵素を働かせると、一本鎖の鋳型に見合うＤＮＡ鎖が新生される。この操作を二十回も繰返していくと百万倍もの大量のコピーを手にすることができる（図５・１）。

ＰＣＲが開発されるまでは遺伝子のコピー作製にはどうしても生きた細胞を使わざるをえなかったが、ＰＣＲは細胞を使わなくてできるのだ。このような利点はつぎつぎと新しい利用法を生み出して、ＰＣＲはいまやすべての分子生物学研究室に必須となっている。世界中の研究室で使われ、

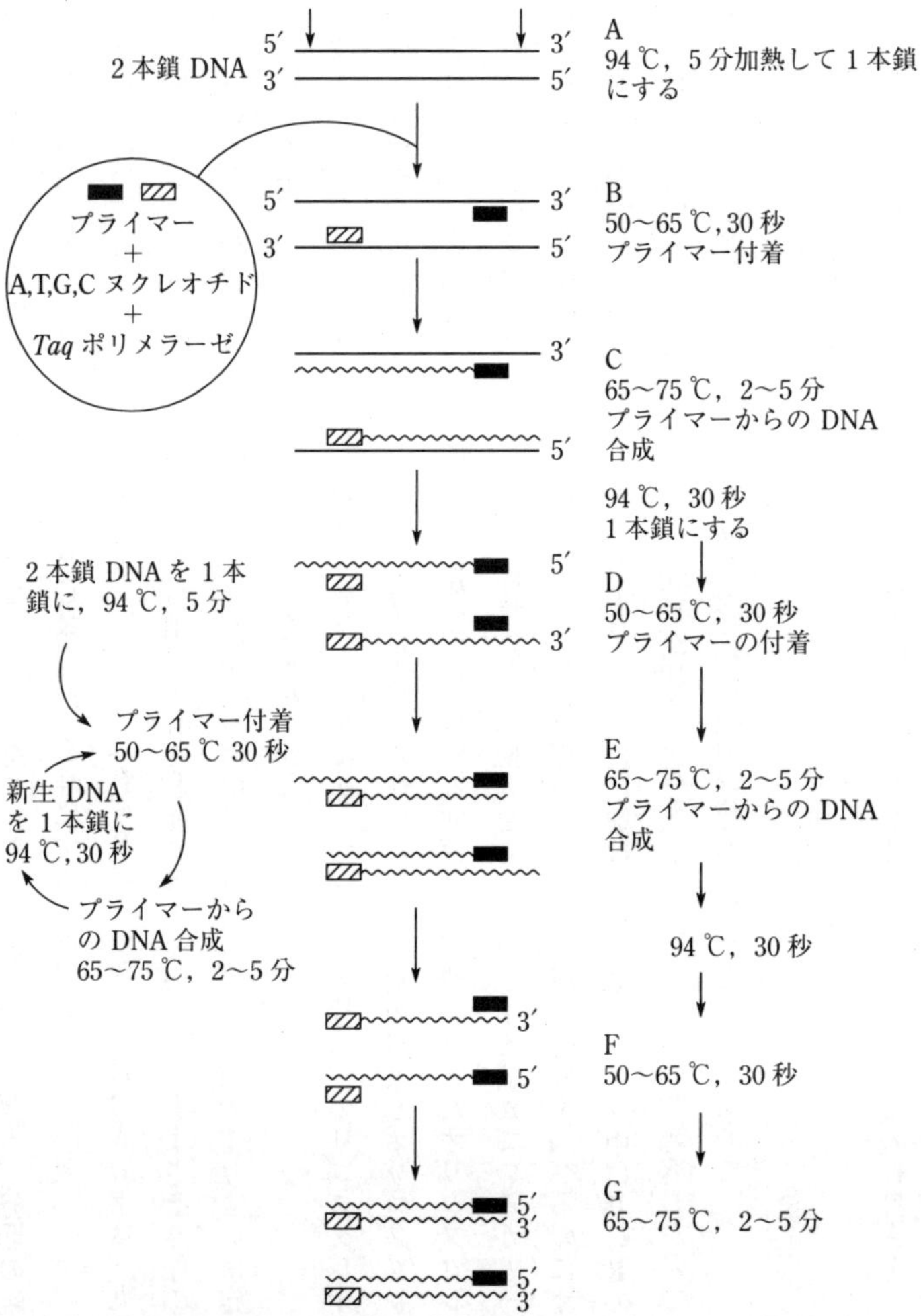

図 5・1　PCR 法による DNA の増幅　温度制御付全自動 DNA 増幅装置（サーマルサイクラー）にて B〜G のステップを 20〜40 回繰返す.

改良が加えられ、応用範囲は増大しとどまるところを知らない。病院の病理標本、犯罪の現場に残された髪の毛、親子鑑定など日常的にPCRの応用を耳にするようになった。

PCRの発明者である米国のキャリー＝マリスは「PCRに必要なDNA合成酵素は一九五五年に発見されていたので、分子生物学者なら誰もがもっと前に考えついていてもよさそうなのに誰も考えついていなかった。週末の夜、別荘に向かう車の中で、DNA塩基配列のよりよい決定法を考えている最中に『偶然』発見するまで、誰も気がつかなかった」と。

彼は一九七九年、カリフォルニア州エメリービルにあったシータス社に、オリゴヌクレオチドを合成する技術者として入社した。当時、分子生物学の進展に伴い、制限酵素とオリゴヌクレオチドとよばれる短い合成DNAの需要が急に伸びた。放射性同位元素で標識されたオリゴヌクレオチドを使えば、調べようとする試料のなかに特定の塩基配列をもった遺伝子を含んでいるかどうかを診断することができる。もう一歩進めて，ヒトの特定部位のDNAの塩基配列を調べるのにオリゴヌクレオチドが使えるのではと彼は考えるようになった。彼はデートでドライブ中にPCRの原法がひらめいたという。原法にいくつかの改良が加えられて、今日のPCR法が完成したのであるが、その最も大きな改良点はDNA合成酵素に好熱性細菌の酵素を使ったことであった。

イエローストーン国立公園

最初、PCRに使っていたDNA合成酵素は、熱（九五度）を加えて二本鎖のDNAを一本鎖にするたびに失活するので、そのたびごとに酵素を補う必要があった。もしも耐熱性のDNA合成酵素があれば、九五度に温度を上げても酵素は活性を失わないので、はじめに加えておけば、一回の反応ごとに高価な合成酵素を補ってやらなくても連続してDNAを増やすことができる。

その願いにかなうような酵素を太古の細菌がもっていたのだ！「温泉に生息する耐熱菌のDNA合成酵素は高温でも活性を失わないはずである。」このアイデアはすぐに実行に移され、好熱性細菌のもつ耐熱性のDNA合成酵素の遺伝子にちょっとした改変を加えて遺伝子工学的に大腸菌で発現させ、大量に生産できるようにした。この酵素を使うようになってからPCR法は格段に使いやすくなり、医学界の寵児になった。この業績によってマリスは一九九三年にノーベル化学賞を受賞した。受賞理由はずばり「DNAを短時間で大量にコピーする合成酵素連鎖反応（PCR）法の開発」である。

その耐熱性酵素は**Taq酵素**とよばれ、イエローストーン国立公園の温泉の湯元に好んで繁殖している細菌がもっていたものだ。高温に耐えて生延びている細菌は耐熱性細菌とよばれるが、細菌の世界では耐え忍ぶのではなく高温環境でないと、生きていけない好熱性細菌が存在する。分離されたのは一種類ではなく多くの好熱性細菌がつぎつぎと報告された。インディアナ大学の微生物学者、トーマス゠ブロックがイエローストーンの温泉から分離した菌はグラム陰性の桿菌で、なんと七〇度で最もよく増殖し、八〇度でも生育できる。ブロックはこの菌にサーマス゠アクアティカス（*Thermus aquaticus* 熱水中にいる菌という意味）という名前を付けて一九六九年に報告していた。

当時、こんな極限に住む細菌の研究は米国と旧ソ連から年に一〜二報論文が出る程度であった。こんな菌が二十年も後になって、ＰＣＲという技術革新のためにその出番をじっと待っていたのだ。この菌がもつＤＮＡ合成酵素がＰＣＲに使われるＴａｑ酵素（この酵素をもつ菌の頭文字から）である。

人類が二十一世紀に向かって、環境、食料、エネルギーなどの難問に対峙するとき、微生物の力を借りる必要があろう。古くは発酵工学や、近年は環境汚染物質の分解や、エネルギーの生産に微生物が利用されている。原始の時代から幾多の地球環境の危機を乗り越え、人類の誕生以後は共に歩んできた共存者としての視点から微生物をみることが必要となっている。本書の主題からそれ、かつ、著者の守備範囲ではないが、生物資源としての可能性を秘めた未知の微生物の探索の現状を垣間見ることにしよう。

バイオプロスペクター

Ｔａｑ酵素の発見が引き金になり、高温に生息する真正細菌（バクテリア）や古細菌（アーキア）の発掘・研究が盛んに行われるようになった。世界各地から好熱性細菌が分離され、草津温泉や別府温泉からも好熱性細菌が分離されている。今では好熱性細菌は八〇度から一一〇度の間の高温で増える菌と定義されている。こうして、極限に住む微生物から宝物を探し出そうとする研究が盛んになってきた。また、こういう菌の使い道についてのシンポジウムが開かれるようになった。

Ｔａｑ酵素の特許をもつロシュ社は年間百万ドルの利益をあげているが、十年後には年間十億ドルに達するといわれている。また、微生物の多様性（diversity）に興味をもつ科学者が集まりDiversaというベンチャー企業を設立して、極限環境下に生息する微生物から遺伝子を採取し、遺伝子組換え技術によって従来存在しなかったような優れた特性を発揮する酵素類の開発を進めている。こうして、微生物探索者（バイオプロスペクター）はイエローストーン国立公園の熱泉をターゲットに宝探しに乗り出して、国立公園側との間に訴訟がもちあがったという。

かつては、製薬会社が世界中の土を無断で集めて抗生物質の探索をして、大当たりを出しても、その微生物のために土地所有者からロイヤルティーが請求されたことも、払ったこともなかった。微生物探索ビジネスは加熱気味になっている。

好熱性細菌の発見は、八〇度以上もの高温に生命体が成育するはずはないとの旧来の固定観念の否定とともに、地球外惑星に生命体を探索することが有意な行為であることを容認するものであろう。その行為はギリシャ時代からの「生命とは何か」の命題と表裏をなす生命の起源の探求にかかわる知的行為である。

発がん性物質を見分ける細菌

がんの原因には環境中の発がん物質、変異原物質、発がんウイルスなどさまざまな因子が関与することはかなりよく知られている。発がんの過程には、**イニシエーション**と**プロモーション**の二段階が考えられていて、イニシエーションは変異原物質などにより体細胞DNAに突然変異を伴う細胞クローンが生まれる過程で、この細胞クローンのDNAにさらに変異が加算されていく過程がプロモーションとよばれる。これらの過程を経て細胞はがん化すると考えられている。したがって、加齢と共にがん化のチャンスは増加するが、幸いなことに免疫系のナチュラルキラー細胞（八六ページ）などによってがんになる前に除去されているのである。

イニシエーションをひき起こすような環境中の発がん関連物質を感度よく、しかも簡単に検出する方法が望まれている。米国カリフォルニア大学バークレー校のブルースN・エイムスは細菌の変異、特にヒスチジン（アミノ酸の一種）要求変異について研究していた。ネズミチフス菌（第二章図2・3参照）のヒスチジン要求変異株を使うと環境中の変異原物質のスクリーニングに利用できることを一九七三年に発表した。それ以来改良が加えられて、**エイムス試験**として広く使われるようになった。この試験ではヒスチジン要求菌株が変異誘発物質によって変異して、ヒスチジン非要求性の原株に戻る復帰変異率を調べる（図5・2）。

調べようとする物質をヒスチジン要求性変異株と一定時間接触させた後、ヒスチジンをほとんど含まない培地（シャーレ）に培養する。すると培地中にわずかに含まれているヒスチジンを使って菌が培地表面にうっすらと生える。変異によって非要求性となった菌はよく増えて明確なコロニーをつくるので一目でわかる。対照とした被検化合物を含まない培養上のコロニー数と比較することによって判定できる。被検化合物に変異原性があるとコロニー数が増すことになる。もし、被検化合物に抗菌性があれば、培地上をうっすらと覆うはずの菌が生えないのでわかる。

環境中の物質の中には体内に取込まれて代謝を受けてから変異原物質となるものもあるので、このような可能性を調べる必要がある。物質代謝が盛んに行われている臓器は肝臓であるから、ラットの肝臓をすりつぶして得た上澄みと被検化合物を混ぜ、さらにヒスチジン要求性の菌を加えて

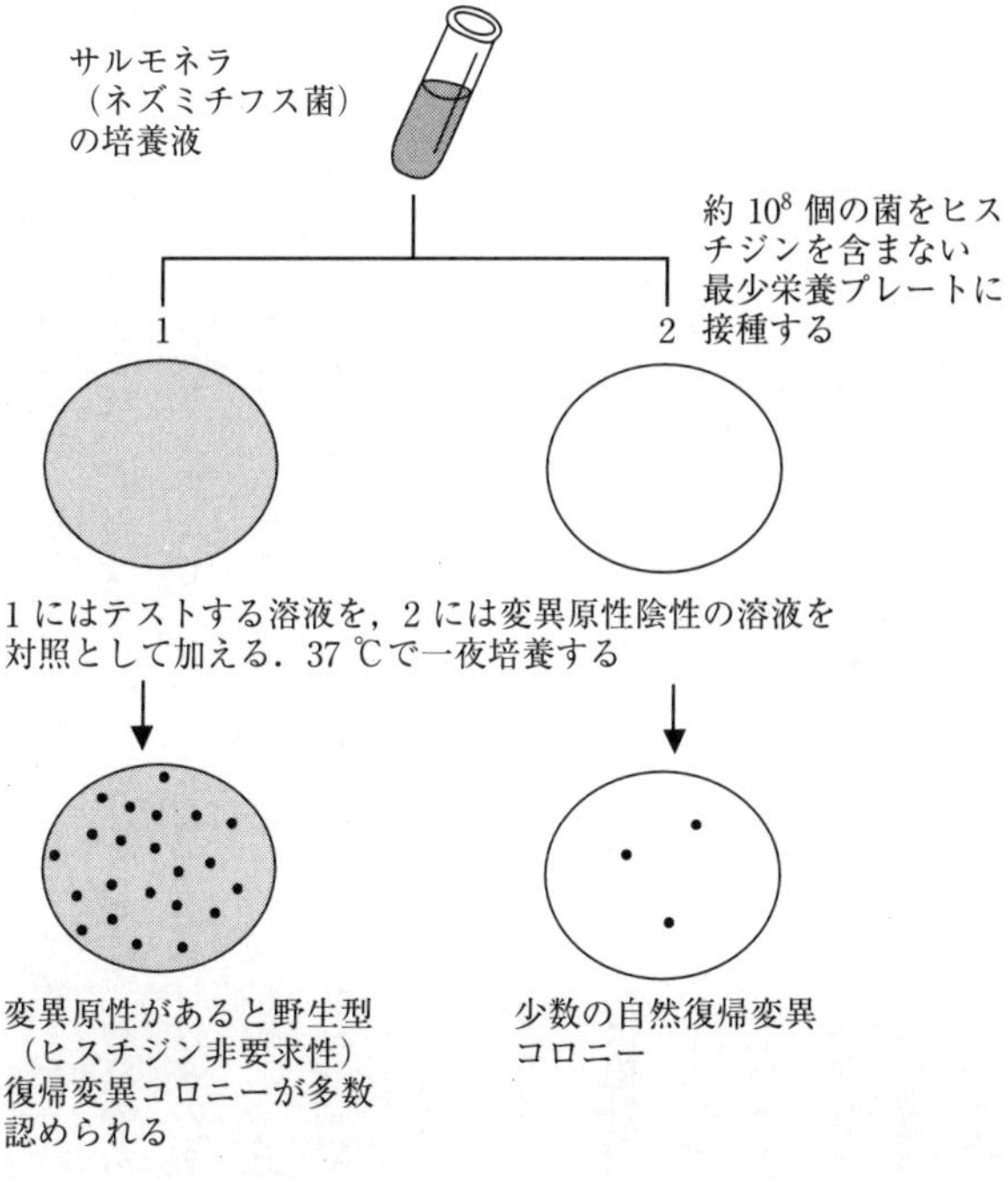
サルモネラ（ネズミチフス菌）の培養液
約 10^8 個の菌をヒスチジンを含まない最少栄養プレートに接種する
1
2
1にはテストする溶液を，2には変異原性陰性の溶液を対照として加える．37 ℃で一夜培養する
変異原性があると野生型（ヒスチジン非要求性）復帰変異コロニーが多数認められる
少数の自然復帰変異コロニー

図5・2　エイムス試験　ネズミチフス菌のヒスチジン要求株が変異原存在下でヒスチジン非要求株に復帰変異することを利用した試験管内テストである．このテストによって，変異原性の有無を迅速かつ，容易に検出することができる．

培養する。こうすると、体内（肝臓）で代謝活性化されて変異原性を示すようになる物質を見つけることができる。

環境中の化学物質の発がん性を検討するために、菌の突然変異を指標にして、発がん性を推測しようとする試みである。発がん物質のおよそ六〜七割は突然変異をひき起こす物質であることが知られていて、突然変異は発がんの基本的なメカニズムである。ヒトも細菌もDNAの構成は同じで、変異の起こり方も似ているのでモデルとして使えるのだ。菌の一生は一時間以内、一夜で結果がわかる。もし菌を使わずに、動物実験で調べようとするとたくさんの動物を犠牲にし、膨大な時間と資金と労力を必要とする。

ポリオエンドゲーム

世界保健機関（WHO）は天然痘の根絶に続いて、つぎの目標として**ポリオ根絶計画**を一九八八年に打ち出した。計画がスタートしたときには、百二十五カ国に三十五万人以上の患者が発生していたが、ワクチンの強化プログラムによって二〇〇一年には十カ国、約五百人にまで減少した（図5・3）。アメリカ大陸地区での根絶宣言に続いて、わが国が所属する西太平洋地区では二〇〇〇年十月に根絶宣言が採択され、また、ヨーロッパ地区でも二〇〇二年六月に根絶宣言が出された。しかし、インド、パキスタン、アフガニスタン、およびアフリカのナイジェリアとその周辺国にはなお野生株によるポリオ患者が発生している。当初は二十世紀中に患者ゼロを目標にしていたが、その後、目標は修正され「二〇〇五年までには野生株による患者をなくし、三年の観察期間をおいて二〇〇八年に根絶宣言を出したい」としている。いま残されている地域は、経済的にきわめて貧しく、内乱や部族間闘争が続いている所が多く、また宗教対立も接種活動を阻んでいる。

ご存知のようにポリオワクチンには、病原力の弱いウイルスをワクチンとして経口投与して、腸管で感染を起こさせて免疫力をつける**経口生ワクチン**（開発者の名前からセービンワクチンともいう）と、ウイルスをホル

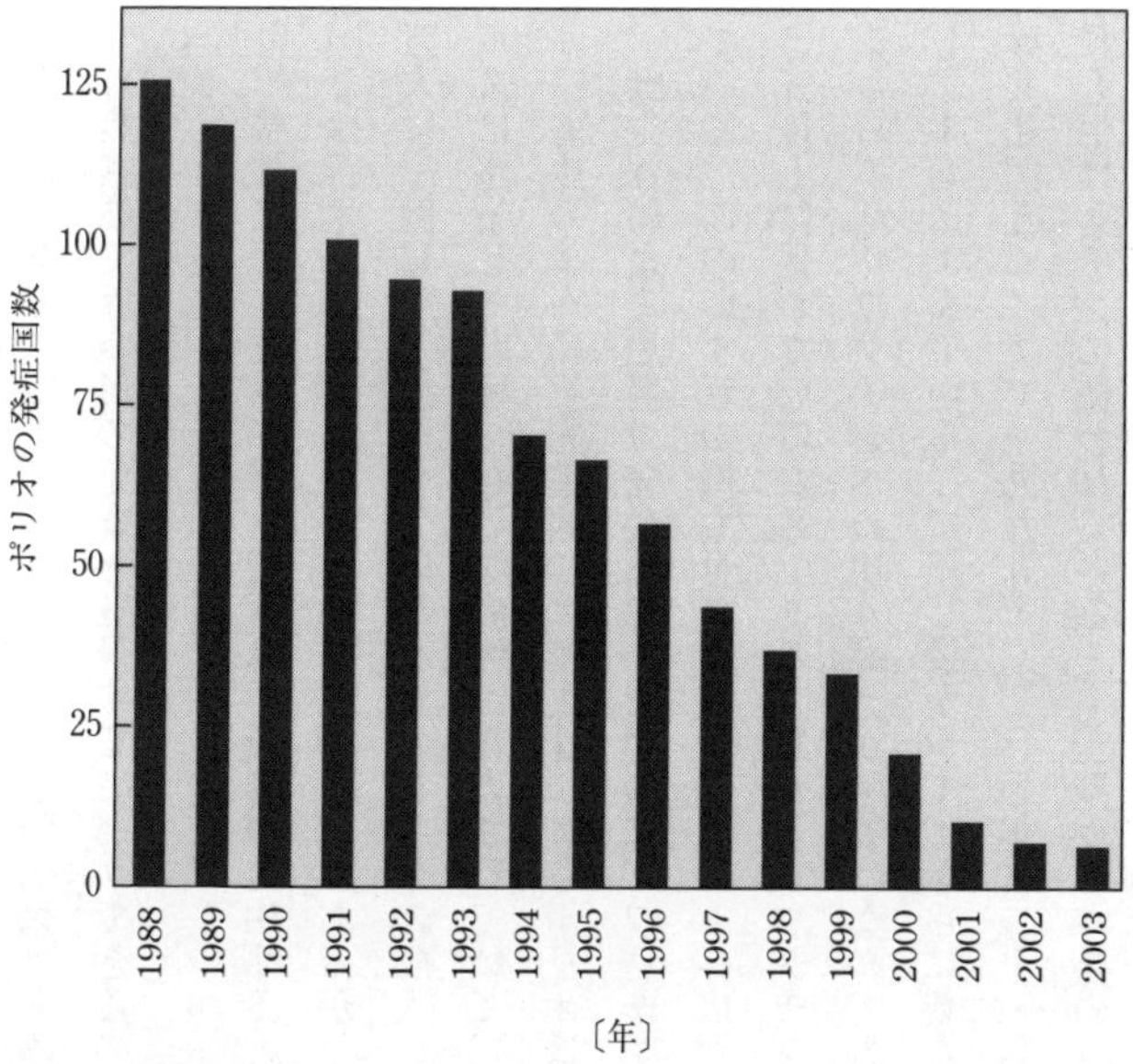

図5・3　WHO主導によるポリオの根絶計画　ポリオ根絶計画発表の1988年，125カ国に流行していたポリオは計画の推進によって2003年には6カ国に減少した．

マリンで処理して感染力を失活させたウイルスを皮下注射して免疫力をつける**不活化ワクチン**（開発者の名前からソークワクチンともいう）とがある。いずれのワクチンも予防効果はあるが、生ワクチンの方が製法も、投与法も簡単で自然感染に近い形で免疫を獲得することができるので、わが国をはじめ、多くの国で採用されてきた。

しかし、生ワクチンにも欠点があり、接種によってワクチン関連麻痺患者が発生するという問題がある。生ワクチンを採用している国では百～二百万人に一例という低頻度ではあるが、ワクチンを受けた小児に麻痺が起こり、四百万人に一例程度に接種を受けた小児のまわりの成人（ワクチン歴のない父親など）がワクチンウイルスに感染して麻痺を起こす症例が報告されていて、このワクチン関連麻痺を避けることができない。前述のように、先進国では野生株によるポリオはなくなっていて、わが国でも一九八〇年以来、野生株による患者は発生していないのに、ワクチン関連麻痺患者が一～二年に一例程度報告されている。このいずれの例も単発でヒトからヒトへ広がった形跡はない。わが国では予防接種率を九〇％以上に保っているからである。しかし、ワクチン関連麻痺という矛盾を除くために、生ワクチンから不活化ワクチンへの切り替えが必要になってきた。

根絶計画の終盤戦（WHOは**エンドゲーム**とよんでいる）に差し掛かって、さらに新たな問題が発生した。根絶されたはずのドミニカ共和国とハイチで一九九九～二〇〇〇年に二十一名の患者が発生し、うち二名が死亡した。いずれも生ワクチンに使われている一～三型ウイルスのうち一型ウイルスが、ヒトからヒトへと二年間も感染を繰返しているうちに病原力を獲得した変異ウイルスに

表 5・1　ポリオ根絶への道

西暦（元号）	ポリオに関連した出来事
1580 ～ 1350 BC	エジプト第 18 王朝時代の板碑にポリオ患者と推定される人物像
19 世紀後半	ドイツ，北欧でポリオについての報告が相次ぐ
1908	ラントシュタイナーとポッパーがポリオウイルスを発見
1916	ニューヨーク市で大流行
1946 ～ 52	米国各地で大流行
1949	エンダーズらポリオウイルスの培養に成功
1953	ソークによる不活化ワクチンの開発
1956	セービンによる生ワクチン（経口ワクチン）の開発
1959（昭和 34）	わが国にポリオ大流行のきざし，生ワクチンを緊急輸入
1960（昭和 35）	わが国のポリオ患者 5600 人以上となる
1963（昭和 38）	国産セービンワクチンの接種開始，患者数激減
1973（昭和 47）	わが国には野生の強毒株ウイルスが検出されなくなる
1988（昭和 63）	WHO，20 世紀中にポリオ患者ゼロを目指すと発表
1994（平成 6）	南北アメリカ大陸からの野生株（病原ポリオウイルス）根絶宣言
2000（平成 12）	西太平洋地域（日本を含む）の根絶宣言 20 世紀中の根絶は達成されず
2002（平成 14）	ヨーロッパ地域の根絶宣言
2003（平成 15）	なおインド，パキスタン，アフガニスタン，エジプト，ニジェール，ナイジェリアなど 6 カ国に野生株が流行

なったためで、ワクチン接種率の低い地域（五〇％以下）でこの変異ウイルスが流行した。これと似たことがフィリピンやマダガスカルでも最近報告されている（表5・1）。

いずれの地域でもワクチンの接種率が低下したためにワクチンウイルスがヒトからヒトへと感染を繰返していたためであるから、世界から野生株によるポリオが根絶される日まで、ポリオワクチンの接種率を九〇％以上に維持する必要であり、その後少なくとも三年以上接種を続け、患者の発生しないことを確かめたうえでないと、この計画の最終目的であるワクチン接種の廃止は達成できない。

ドミニカ共和国とハイチのポリオ患者から分離されたウイルスについて米国ＣＤＣの研究チームに、わが国の国立感染症研究所のチームが協力して研究を行った。分離ウイルスを調べてみると、ウイルス粒子の構造タンパク質をコードする遺伝子領域（Ｐ１）はワクチンウイルスのものとよく似ていて、野生株とは異なっていた。しかし、病原力に関係のある遺伝子部分の塩基は野生株タイプに変わっていて、高温度（三九・五度）でも増殖するようになっていた（ワクチン株はこの温度では増殖できない）。

さらによく調べると、ポリオウイルスは近縁の腸内ウイルスとの間で合いの子ウイルスをつくっていたことが判明した。おそらく、ワクチンウイルスが腸管で増えるときに同時に同一細胞内で腸内ウイルスが増え、両ウイルス間で組換え（リコンビネーション）を起こしたためである。

ポリオウイルスの所属する腸内ウイルスのメンバーはコクサッキー、エコーウイルスなど七十種以上がヒトに感染を起こすので、同時感染による組換えの可能性はあるわけで、中国からもこのような合いの子ウイルスの報告が出ている。これらの合いの子ウイルスのなかには野生株並の病原力をもち、ヒトからヒトへの感染効率がワクチンウイルスより高まっていた。

痘瘡ウイルスのようにポリオウイルスを地球上から根絶することが本当に可能であろうか？　痘瘡とポリオのウイルスを比較すると、両者ともヒトが宿主であり、ほかの動物によって媒介されることはなく、かつワクチンがよく効くなどの点は共通しているが、しかし、決定的な違いが一つある。

痘瘡に感染すると、顔面をはじめ皮膚に発疸が必ず見られるので、診断は容易であるから、患者情報を追って地域を絞って重点的にワクチン接種を行い、地球上から痘瘡を根絶するのに成功した。しかし、ポリオは野生株に感染しても発病するのは数百人に一人の割合で、ほとんどは不顕性感染に終わる。不顕性感染者はウイルスを排泄するが、本人自身もまわりの者もそのことがわからないので、患者ゼロが何年か続いて、環境中に野生ウイルスの不在が立証されるまで、世界中でワクチンを続けなくてはならない。ポリオエンドゲームへの道のりは平坦ではない。

ウイルスの化学合成

「ポリオウイルスの化学合成に成功」というニュースが二〇〇二年夏、全世界を駆巡った。米国ニューヨーク州立大のエカード＝ウイマー教授らの実験成果である。

ポリオウイルスは約七千五百塩基が直線状につながったRNAを遺伝子にもつ小型のウイルスである。このウイルスRNAを鋳型にして逆転写酵素によってDNAに変換してDNAウイルスとして実験的に扱うことはかなり以前から可能になっていた。DNAに変換することの利点としては、RNAに比べると安定で、DNA組換え技術を利用して実験的に容易にDNAに変異などを挿入することができる点である。

ウイマーらが行ったのは、すでに発表されているポリオウイルスのRNAの遺伝子の塩基配列を手本にして、鋳型を使わずに試験管の中でヌクレオチドからDNAの断片をつくり、それらの断片をつなぎあわせて完全長の人工ポリオDNAを完成したことである。この人工ポリオDNAをRNA合成酵素を使ってRNAに転写してから細胞に加えると、RNAの複製（コピー）が起こり、同時にポリオウイルス特有のタンパク質が合成され、予期したように天然のポリオウイルスと同じウイルス粒子が得られた。すなわち、ポリオウイルスの完全合成に成功したのである。

この発表に世界中のメディアが飛びついたのは、ウイルスをもっていなくても、その設計図（遺伝子の塩基配列）をインターネットなどで入手すれば、試験管の中でゼロからウイルスを合成できるという点である。しかも設計図に変更を加えてより病原力の強いウイルスを創出することも可能である。すなわち、「生物兵器への道具作りに利用できるのでは」と心配したからである。ウイマー教授は、そのようなことに悪用される危険性もあり、警鐘を鳴らす意味で発表したと述べている。もちろん、テロに手を貸すつもりではなく、遺伝子に変異を計画的に入れてポリオウイルスの病原性を調べ、さらにはより有効なワクチンを開発してポリオの世界根絶に貢献するための研究であることははっきりしている。

でも同時に、より危険なウイルス兵器開発を密造するのに使われる危険があるので、このような新技術を規制すべきだとの声がかかるに違いない。しかし、規制がかかると、バイオテロに対抗するためのワクチン開発までもが制限されてしまう。人自身は規制によって守られようとするが、規制ほどもろいものはない。規制は破られるために存在するようなものだから。また、科学技術の発展につれ、可能性を追求するあまり、できるからといって「してよい」ことと「してはいけない」ことのけじめが重要になってくる。

ドイツのフリードリッヒ＝ヴェーラーは一八二八年、シアン化水素を液体アンモニアに通すと、尿素が生成されることを発表した。それは有機化合物である尿素が生体内での生命力を借りずに無機物から初めて合成された歴史的な発見であった。同様に、ウイマーらによって試験管内で合成されたポリオウイルスは前述したように天然のものと変わることなく細胞内で増殖が可能であった。ポリオウイルス粒子は核酸とそれを取囲むタンパク質からできていて、$C_{332,652}$ $H_{492,388}$ $N_{98,245}$ $O_{131,196}$ $P_{7,501}$ $S_{2,340}$ と書くことができると、ウイマー教授はいう。動物ウイルスの試験管内合成はポリオウイルスが初めてであるが、ほかのウイルスにも適用可能である。事実、すぐに小形のファージが試験管内で合成されたと報じられている。

尿素の合成が生物界に与えたインパクトとは異なり、人工合成ウイルスは増殖する実体である点で、生物としての文脈でとらえることがなお可能である。したがって、合成ウイルスの創出は生物とは何かを問いかけ、パスツールの「生物の自然発生説」に一石を投ずることになろう。

ニューヨーク同時多発テロとバイオテロ

バイオテロは痘瘡（天然痘）ウイルスをはじめ、エボラやラッサ、インフルエンザやポリオなどあらゆるウイルスを使う可能性が考えられる。ウイルスに限らず病原力の強い細菌毒素やリケッチ胞のままで放置されると数十年も休眠状態で生延びることができる菌である。

これらの菌はきわめて毒性の強い毒素を分泌する。そのためボツリヌス菌や炭疽菌は生物兵器としてテロ行為に悪用される危険がある。かつて、わが国の過激なカルト集団がボツリヌス菌を大量に培養してテロ行為に使おうとしたことがある。また、中東のある国ではボツリヌス菌や痘瘡ウイルスを大量培養していた形跡のあることが一九九八年の国連の査察団によって報告された。

さらに、実際に二〇〇一年九月十一日、ニューヨークで同時多発テロ事件後、米国東部のフロリダ、ニューヨーク、ニュージャージー州や首都ワシントンで、白い粉（炭疽菌の芽胞）入りの封書を開いたために、呼吸困難に陥るという事件が数件たて続けに起きた。これらの事件を国家安全保障を揺るがす事件と認めた米国は、有事法案ともいうべき法案を提出した。何よりも個人の自由を求め保障してきた国が、個人のプライバシーや人権を犠牲にしても国家の安全を守らなくてはならなくなったためである。ミサイルや核ではなく、病原体というきわめてありふれた太古からの創造物に対処しなくてはならない事態となった。

炭疽という病気はウシ、ブタなどの家畜伝染病であるが、病気にかかった動物から直接、またはそれらの動物の製品を介してヒトにも感染するので人獣共通感染症に数えられている（図５・４）。

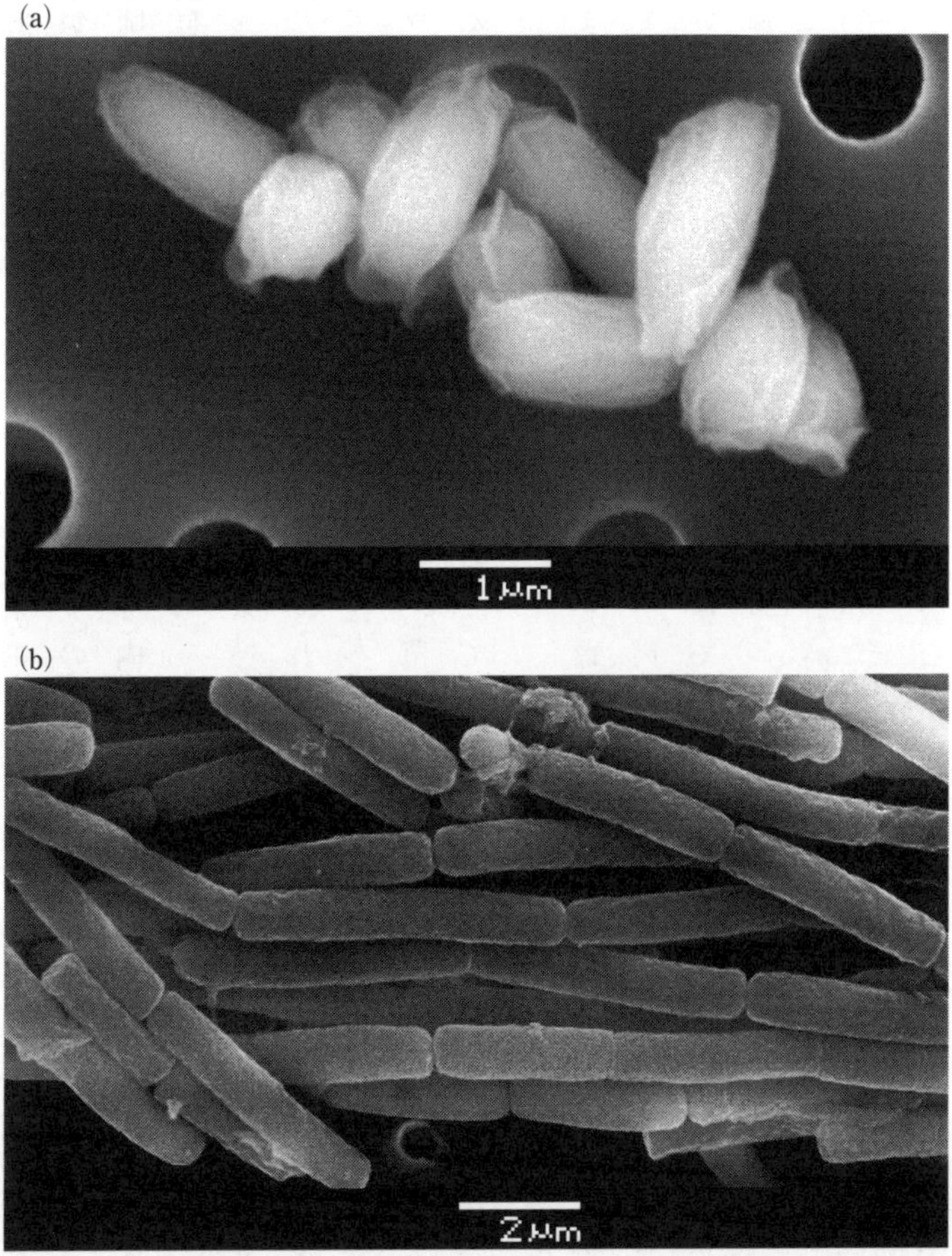

図５・４　炭疽菌の走査電子顕微鏡写真　わが国は炭疽の非流行地であるが，多くの国では家畜伝染病として，また人獣共通感染症として重要視されている．(a) 芽胞，(b) 炭疽菌の増殖型（栄養型）を示す．写真は東京都健康安全研究センターの提供による．

皮膚の創傷部から炭疽菌に感染すると、その毒素によって皮膚やリンパ節に壊死性の病変をもたらすが、菌が血液に入ると敗血症を起こす。この菌を鼻から吸込むと、カゼ症状の後、二〜三日で重い肺炎を起こし呼吸困難に陥る。剖検すると内臓の充血がきわめて強く、暗黒色を呈することから炭疽とよばれるようになった。

一八七六年、若き日のローベルト＝コッホは論文「炭疽の病因」の中で、炭疽菌の発見に加えて、同じ場所に前触れもなく炭疽の流行が繰返されるのは、炭疽菌の芽胞形成能によることを予見する。翌年、フランスのルイ＝パスツールも家畜に大きな被害をもたらすこの炭疽の研究に着手する。パスツールはその後、炭疽菌から病原力の弱い菌を分離して家畜用生ワクチンを作製することに成功する。しかし、このワクチンの是非をめぐって、両巨匠が激しく議論を戦わすことになった歴史的な菌でもある。

また、**ボツリヌス毒素**は自然界に存在する毒素のなかで最も毒力の強いものの一つである。わが国では、いずし、ふなずしなどの発酵食品、肉や魚の缶詰めなどによる食中毒の原因として知られている。毒素は筋肉を動かす神経の伝達物質であるアセチルコリンの放出を妨げるために、四肢の麻痺が起こり、最終的には呼吸筋の麻痺によって死に至る。

こんな毒素を治療薬として使おうと考えたのは米国の眼科医、アラン＝スコットで、眼瞼けいれん、斜視などの治療に使えることを示した。その後、そのほかにも脳卒中や外傷などの後遺症として手足の筋肉がこわばって動かなくなる痙縮などの治療にも応用されるようになり、米国をはじめ日本、欧州で使われだしている。猛毒も使い方によっては良薬となる。

しかし、二十一世紀を迎え、人類の一部には科学技術の進展にうぬぼれて病原微生物への取組むべき道を踏み外しそうになっている。このように細菌毒素を転じて薬となす術を知りながら、それを凶器に使おうとするテロに怯えなくてはならないという不条理に突き当たっている。テロ行為は断じて許すことができないけれども、テロリストが科学の最新技術を先取りして「兵器」に使用しようとする忌まわしい方向へ向かっているのが懸念される。

根絶されたはずの**痘瘡ウイルス**が感染症法で最も危険と定めた「１類」に付け加えられた。米国とロシアに保管されている痘瘡ウイルスがテロに悪用される懸念があるからである。痘瘡根絶後、ＷＨＯが再三にわたり廃棄を勧告しても一向に聞き入れない（表５・２）。また、封印されて厳重に保管されているウイルスがなぜテロに悪用されることを心配しなくてはならないのか。先進国はわが国も含め一斉に痘瘡ワクチンの備蓄を始めた。われわれはウイルスとの闘いと同時に、最も危険なものを保有したがる人間の性とも闘わなくてはならない。

ＳＡＲＳから学ぶこと

ＳＡＲＳ（重症急性呼吸器症候群）は新たに出現したウイルスによる**新興（エマージング）感染症**である。新興感染症のうちウイルスによるものは、ラッサ熱、エボラ出血熱、ニパ感染症、サル痘（もとはサルの痘瘡でヒトにも感染する）、トリインフルエンザ（ヒトにも感染する）などが知

表 5・2　痘瘡の流行史と根絶計画

西暦（元号）	痘瘡に関連した出来事
1157 BC	エジプトのラムセス 5 世が確認された最古の天然痘患者？
1000 BC	すでにインド，中国に流行
570	アラビア半島に侵入，フランス，イタリアに流行
735（天平 7 年）	新羅を経て北九州に上陸，大和地方にも拡大，死者多数
11～13 世紀	ヨーロッパ全域に流行
1518	中米ユカタン（現在のメキシコ）に上陸，アステカ帝国に大流行
1520	中米から南米に侵入
17 世紀	シベリア地方に拡大
18 世紀	オーストラリアに侵入
1796	ジェンナー，種痘法を確立
1847（弘化 4 年）	佐賀藩主鍋島直正オランダ人に痘苗（ウイルス）の輸入依頼
1849（嘉永 2 年）	鍋島直正，藩内で種痘を実施
1858（安政 5 年）	江戸，お玉が池に種痘所を設置
1955（昭和 30 年）	日本で最後の痘瘡患者
1966（昭和 41 年）	WHO 総会で痘瘡根絶 10 カ年計画を採択
1977（昭和 52 年）	ソマリアで世界最後の痘瘡患者発生
1980（昭和 55 年）	WHO 総会で痘瘡根絶宣言
1985（昭和 60 年）	WHO 痘瘡ウイルス監視期間を終了
1990（平成 2 年）	痘瘡ウイルスゲノムの全塩基配列解読計画に着手（3 年計画）
1993（平成 5 年）	全塩基解読完了ウイルスの焼却処分（12 月 31 日予定）を延期
1994（平成 6 年）	焼却処分を 1995 年夏まで再延期
1996（平成 8 年）	焼却処分を 1996 年 6 月まで再々延期
1999（平成 11 年）	焼却処分を 2002 年まで再々々延期
2002（平成 14 年）	WHO 痘瘡専門家委員会は焼却処分しないことを決定（期限は特定せず） 2001 年 9 月 11 日のニューヨーク同時多発テロ事件を契機に先進国で一斉に痘瘡ワクチンの製造・備蓄を始める

られていてこれらはみな動物に由来する感染症である。SARSがハクビシンによるかは確定的ではないが、おそらく動物由来であろうと考えられている。ヒトへの感染は、これらの病原体と共生関係にある野生動物との接触によって起こる。

二〇〇三年初めにSARSの情報をキャッチしたWHOは緊急事態を宣言して世界中の臨床医、ウイルス学者、疫学者の参加をよびかけた。三月には十カ国の十三の研究室が一斉にたちあがってSARSウイルス探しに参加し、盛んにインターネットで情報交換が行われるようになった。わが国からは国立感染症研究所が参加して活躍した。まもなく、ドイツ、米国、カナダおよび香港の研究グループは、SARSウイルスの研究にE6細胞（ヴェーロ細胞に由来する）が使えることを見つけた。ヴェーロ細胞は一九六二年に日本でミドリザルから分離・樹立された細胞である。この細胞で増やしたSARSウイルスの遺伝子解析は昼夜兼行で進められ、まもなく全塩基配列が解明されて、PCRによる診断法が確立された。異例のスピードでSARSウイルスの正体があばかれたことになる。これこそ国際協力のたまものである。

エマージングウイルスの出現を予知することは、地震の予知と似たところがあり、現在の科学レベルでは不可能で、発生するまでわからない。そのために、出現に備えることこそ大事である。二〇〇一年のニューヨークの同時多発テロ事件以来、炭疽菌による白い粉事件がありテロ行為を防止するのと同様に、世界中がエマージングウイルスに過敏になっていた矢先にSARSは出現した。そのため、世界的な流行から人類を守らなくてはという思いは医療関係者、科学者の間に高まり、きわめて短期間のうちに病原体の特定から診断法の確立へと進んで、さらに治療薬とワクチンの開発が世界中の多くの施設で一斉に始まっている。

われわれはSARSから**早期発見と隔離**が感染の拡大阻止にいかに大切であるかについて学んだ。これは疫学の最も基本原則であり、このことの徹底によって発生から七カ月未満に一応の根絶にこぎつけた。正確な情報の迅速な伝達、検疫の強化など新興、再興感染症に共通する課題である。行政の対応も素早く、SARSを「1類感染症」に位置付けてエボラ出血熱、ラッサ熱、ペストなどと同様に検疫対策を強化して、患者発生に対しては指定医療機関を確保できるような対策を策定した。また、1類に分類されたSARSは二年ごとに分類を見直すことになっている。感染ルートが解明され、治療法やワクチンが開発されればランク下げが行われることになる。

感染症には国境はなく、そのために安全を保障されている国もない。したがって、新興感染症への対応は国家を越えてグローバルな見地から対処することが必要となっている。

病原体を試験管内で研究する有名な基礎研究機関はたくさんあり、その成果は華々しく評価される。それはそれで大事なことであるが、しかし、危険なウイルスが確認された際に現地に急行し、現場に迅速に対応して緊急に拡大防止策を立て、感染の広がりを最小限にくい止めるためには疫学チームが必要である。疫学チームは病原体に対する高度の知識と共に感染予防に対する方法論を身につけ、感染情報を武器にして戦う前線基地と、それをバックアップする司令塔が必要である。SARSから学んだことである。

予防は治療に勝る

予防接種は十八世紀の末、英国の医師、エドワード＝ジェンナーによって痘瘡予防のために開発されたことはよく知られている。予防接種製剤をワクチン（vaccine）とよぶが、ワクチンという言葉はもともとはジェンナーが種痘の材料を採取したvacca（牝ウシ）に由来するという。パスツールは一八八一年ロンドンで開かれた国際医学会の席上で、種痘法を開発したジェンナーの功績を称えて、ワクチンを予防接種一般に拡張して使うことを提案した。その提案は賛同を得て今日に至っている。

ワクチンは二十世紀中、公衆衛生分野で最も成功を収めてきたものの一つである。感染症の予防・阻止を通して、個人生活の向上に大きく寄与してきた。毎年世界中では、ワクチンによって三百万人以上の人が死を免れ、七十五万人以上の子どもが病気から救われているという。先進国においては国民の健康を守るのにワクチンは費用効率が最もよいことが認められているが、その多くはまだ研究途上にあって、有効で安全なワクチンはほんのわずかに過ぎない。現在、ジフテリア、百日咳、破傷風、ポリオ、麻疹など二十六の感染症に対してはワクチンが開発されているが、さらに多くの開発候補があげられているものの、新規のワクチンはまれにしか誕生しない。Ｏ１５７やエイズ、ＳＡＲＳのワクチンの開発研究はされているものの、技術的に難しく未だに完成されていない。

ワクチン開発には莫大な経費と時間を要するばかりではなく、ワクチンは大量生産に向いていいない。ワクチンは一般に有効期限が短く、保冷輸送しなければならないものが多く、必要な場所に配布されるとすぐに使えるような体制が整っていることが必要である。途上国ではこれらの点が整っていないのが現実である。そこで、ワクチンを供給すると同時に教育、内部組織（インフラストラクチャー）の構築を推し進める必要がある。貧しい国の発展を妨げているのは感染症であることの認識が必要であろう。

感染症に対するワクチンは、病原体を不活化（感染力をなくした状態に）するか、または病原力の弱い病原体を使うかのどちらかであるが、免疫反応は接種されたこれら病原体のタンパク質のごく一部（分解産物）の分子に対して起こることがわかっている（八〇ページ）。そこで、免疫反応にあずかる分子を含むタンパク質を病原体から分離してワクチンにすることができるわけである。しかし、病原体から必要なタンパク質だけを抽出・精製してワクチンにするのはきわめて効率の悪い仕事である。

そこで、遺伝子工学の手法を使って必要なタンパク質を大量に得る方法が登場してきた。一九八〇年代になると、遺伝子の運び屋（**ベクター**）としてのプラスミド（五二ページ）が、遺伝子工学（DNA組換え実験）の分野で大活躍することになる。有用なタンパク質を指令する遺伝子をプラスミドDNAに挿入して、大腸菌や酵母菌でこれらの遺伝子産物を産生させることができるようになった。プラスミドは細菌から人類へのプレゼントである。遺伝子工学によるワクチン製造はまずB型肝炎ワクチンで成功する。

B型肝炎ウイルス粒子は外皮膜にHBs抗原（タンパク質）があり、感染のときウイルスはこのタンパク質で宿主の肝細胞に吸着する。したがって、このタンパク質から作ったワクチンを接種すればHBsに対する抗体ができるので、B型肝炎の予防になる。HBs抗原をコードする遺伝子部分を切出して、発現用のプラスミドDNAに結合して酵母に導入することによってHBsタンパク質を大量に生産することができる。酵母でつくられたHBsタンパク質は酵母の成分から分離され、精製されてワクチンとなる。

さらに、一歩進めて、ワクチンとして必要なタンパク質をコードする遺伝子を直接生体内に導入すればよいのではないかとの考えがカリフォルニアのベンチャー会社の研究室から一九九三年に発表された。この考えではワクチンとしてDNAを直接注射するので、**DNAワクチン**とよばれ、期待が寄せられている。

DNAワクチンは必要な遺伝子部分をベクターにつないで体内に注射する。先のベンチャー会社はインフルエンザウイルスの遺伝子RNAをDNAに変換してマウスの筋肉内に注射したところよい成績を示したことを報告している。DNAを注射すると局所で細胞膜を通って細胞内に入り、DNAにコードされたタンパク質の合成が起こる。そこでつくられるタンパク質に生体の免疫系が反応するという仕組みである。このDNAワクチンに関しては、使用するプラスミドの選択、挿入遺伝子の発現、プラスミドの持続期間など検討すべき項目が多く、世界中の科学者は実用化には慎重になっているのが現状である。

ワクチンが効くのは、ワクチン中の成分が免疫担当細胞であるリンパ球によって記憶され、同じ成分をもつ病原体が侵入すると、記憶リンパ球が速やかによみがえり抗体をつくって発病を未然に防ぐためである。

同様なワクチン効果は記憶能のある脳細胞にも可能である。日常的に「青になるまで待ちなさい」と大人は幼児に予防接種を行って効果をあげている。同様に、無謀な若者に「うつさない、うつらない」はエイズに有効な現行ワクチンである。

あとがき

私はウイルス研究の傍ら、医学部学生の病原微生物学の講義を永年にわたって担当してきた。定年を機に研究室で苦楽を共にした同僚、後輩に、また私の講義を聞いてくれた学生たちに、感染症体験記といった類の小書を贈りたいとひそかに考えていた。筋書きをあれこれ考えているうちに、「感染症とどのように闘ってきたか、またどのように闘うべきか」といった案を思いついた。

私がウイルス学の研究を始めて間もない一九六一年にはポリオの大流行がわが国を襲い五千名以上の患者が発生して、大きな社会不安が巻き起こった。そのポリオもワクチンのおかげで激減して、世界中からポリオを根絶しようとのＷＨＯの計画も終盤にさしかかっている。まさに予防は治療に勝る好例である。

しかし、二十世紀の後半にはラッサ熱やエボラ出血熱、エイズの出現がありエマージングウイルスが社会不安をひき起こした。また、突如わが国を襲ったＯ１５７による腸管出血性大腸菌はすっかり日本に定住してしまった。いずれの新興感染症にも治療薬はもとよりワクチンもないので、疫学の基本に基づいた対応こそが大事であるということを過去の事例が教えてくれている。一方、二十一世紀に入り微生物を応用する新分野の開発が進むにつれ、細菌毒素を転じて薬となす術を知りながら、それを凶器として使おうとするテロ行為に脅えなくてはならないという不条理に突き当たっている。技術的に可能であるからといって、やっていいことと、いけないことのけじめが必要である。

本書は新興病原体や再興感染症をドラマチックに取上げようとするのではなく、むしろそれらの原因となる病原体の特徴や、免疫系との闘いについての理解に役立てばと願いながら執筆した。さらに一般の方々にも読んでいただくために、個々の病原体の専門的な記載をできるだけ避け、感染症を主軸においた一般向けの科学読み物を目指すように努めた。

本書が出来上がるまでに、いつものように多くの方々にお世話になった。文献や貴重な資料、写真などをこころよく提供してくださった方々に、まずお礼を申しあげなくてはならない。また本書が出来上がるまでには実に多くの方々の援助によっているが、特に近藤洋一郎千葉大学名誉教授、および山本友子千葉大学薬学部教授には、有益なご指摘をいただいた。

なお、出版に当たっては東京化学同人の方々、ことに住田六連、池田紗由香の両氏にお世話になった。ここに改めてお礼を述べたい。

参考文献

1章　変遷する感染症

J. K. Taubenberger, 'Seeking the 1918 Spanish influenza virus', *American Society for Microbiology News*, 65 473〜478 (1999)

G・コラータ著、渕脇耕一他訳、「インフルエンザウイルスを追う」、ニュートンプレス（二〇〇〇）

P・デイビス著、高橋健次訳、「四千万人を殺したインフルエンザ」、文芸春秋（一九九九）

岡田晴恵、田代眞人、「感染症とたたかう　インフルエンザとSARS」、岩波書店（二〇〇三）

2章　細胞の多様化と繁栄

クリスチャン・ド・デューブ著、植田充美訳、「生命の塵」、翔泳社（一九九六）

大島泰郎、「地球外生命」、講談社現代新書（一九九九）

藤野恒三郎、「日本細菌学史」、近代出版（一九八四）

吉川昌之介、「細菌の逆襲」、中公新書（一九九五）

リチャード・ドーキンス著、垂水雄二訳、「遺伝子の川」、草思社（一九九五）

3章　病原体との戦い

メチニコフ著、宮村定男訳、「近代医学の建設者」、岩波書店（一九六八）（復刻版一九九七）

J・プレイフェア著、入村達郎訳、「感染と免疫」、東京化学同人（一九九七）
多田富雄監修、「免疫学イラストレイテッド（原著第3版）」、南江堂（一九九五）
L・ソムペイラック著、大澤利昭訳、「免疫系のしくみ―免疫学入門―」、東京化学同人（二〇〇一）

4章　ウイルスとは何か

ロバート・A・ワインバーグ著、野田 亮・野田洋子訳、「がん研究レース」、岩波書店（一九九九）
ロビン・M・ヘニッグ著、長野 敬・赤松眞紀訳、「ウイルスの反乱」、青土社（一九九六）
清水文七、「ウイルスがわかる」、ブルーバックス、講談社（一九九六）
J. M. Coffin, S. H. Hughes, H. E. Varmus, “Retroviruses”, Cold Spring Harbor Laboratory Press, Cold Spring harbor, New York (1997)

5章　病原体vs知性

ポール・ラビノウ著、渡辺政隆訳、「PCRの誕生」、みすず書房（一九九八）
マイケル・A・B・オールトストーン著、二宮陸雄訳、「ウイルスの脅威」、岩波書店（一九九九）
T. D. Brock, ‘Life at high temperatures’, *Science*, **158**, 1012～1019（一九六七）
清水文七、「ウイルスの正体を捕らえる」、朝日選書、朝日新聞社（二〇〇〇）
J. Cello, A. V. Paul, E. Wimmer, ‘Chemical synthesis of poliovirus cDNA: Generation of infectious virus in the absence of natural template’, *Science*, **297**, 1016～1018 (2002)

ひ～ほ

ま～わ

た　行

な　行

は

か　行

さ　行

索　　引

あ

い

う

え，お

科学のとびら45
感染症とどう闘うか
二〇〇四年十二月十日 第一刷 発行

著 者 清 水 文 七
発行者 小 澤 美 奈 子
発行所 株式会社 東京化学同人
東京都文京区千石三ー三六ー七(〒一一二ー〇〇一一)
電 話 〇三ー三九四六ー五三一一
FAX 〇三ー三九四六ー五三一六
印刷 ショウワドウ・イープレス(株)・製本 (株)松岳社
Printed in Japan ISBN4-8079-1285-2
落丁・乱丁の本はお取替えいたします.

科学のとびら 36

エイズとの闘いII
―新たな展開―

杉本正信 著

二一二ページ／定価一三六五円（税込）

初版刊行後、激動時期を迎えた10年間の新たな発見と展開を織りまぜて、エイズ問題を見つめ直す。

定価は 2004 年 12 月現在